제대로 알아야 내 몸을

건강하게 살기 위한 1(

KB099005

---

1. 나만의 건강 공식을 만든다
육체적, 정신적, 재무적 건강을 다루는 공식을 만들고 실천한다.

2. 생활 습관을 바꾼다
건강한 삶을 위해 좋은 습관(금연, 절주, 운동)을 생활화한다.

3. 긍정적인 생활을 유지한다
내가 가진 것에 집중하고 매일 감사함을 느껴본다.

4. 좋은 물만 마신다
키와 몸무게에 맞추어 물 양을 조절하고 조금씩, 천천히, 자주 마신다.

5. 미세먼지를 배출한다
공기 질에 신경을 쓰고 유해물질을 흡입하지 않도록 주의한다.

6. 운동을 생활화한다
젊음을 유지하도록 운동하는 습관을 들이고 우선 걷기부터 시작한다.

7. 면역력을 유지한다
면역력을 높이고 신진대사를 원활히 하기 위해 체온 유지에 집중한다.

8. 자연치유법을 적용한다
성인병 예방과 활력을 유지하기 위해 천연 면역력 증강 식품을 먹는다.

9. 피부 관리를 주기적으로 한다
피부를 보호하고 노화를 막기 위해 자외선 차단에 신경 쓴다.

10. 노후를 위해 경제적 플랜을 세운다
건강 관리를 위해 필요한 최소한의 경제 대책을 마련한다.

건강하고 행복한 삶을 위하여 _____ 님께

드립니다

년   월   일

_____

무엇이 건강을 결정하는가

건강의 놀라운 삼각 관계

무엇이 **건강**을 **결정**하는가

정석식 지음

모아북스
MOABOOKS

근거 없이 널리 퍼진 비과학적인 건강 비결에 대한 분석과 함께 자기의 몸을 건강하게 유지 할 수 있는 자기만의 건강 공식을 알려주고 있다.

- 김기주 에이플러스에셋 법인총괄 대표

모두가 건강을 말하고 건강 챙기는 법에 관심이 많지만 몸과 마음, 육체와 정신에 대해 이토록 분석적인 틀을 알려주는 책은 드물다.

- 김형기 한국공제신문 편집인

의료 체계, 영양 정보, 운동습관과 실천법 등 건강에 관해 우리가 알고 있는 건강상식에 대해 속 시원하게 전하며 건강 유지를 위해 당장 실천 할 수 있는 요령을 풍부하게 알려준다.

- 박상범 한국항공대 교수

우리의 건강은 필요한 자원을 구할 수 있는 여건, 재정 형편 같은 경제적 상황 등 어쩔 수 없이 현실의 조건에 영향을 받는다. 그러나 끊임없이 관심을 가지고 건강 지식을 실천하는 사람은 늘 건강하게 살아갈 것이며 이에 대한 체험담이 이해하기 쉽게 기술되어 있다.

- 송봉준 원광대 식품생명공학과 교수

준비하고 대비하고 언젠가는 찾아올 리스크를 관리해야 하는 분야는 꼭 개인재무 영역만은 아니다. 가장 절실하게 관리해야 할 삶의 영역은 건강이다. 돈으로도 살 수 없고, 돈보다 훨씬 중요한 몸과 마음의 건강을 얻는 비법을 발견하시길 바란다.

- 안철경 보험연구원 원장

잘 정리된 건강 책을 통해 신뢰할 수 있는 정보를 얻는 기회는 흔치 않다. 건강에 대해 조금만 공부하면 돈을 많이 들이지 않고도 건강을 관리할 수 있다. 건강해지고 싶은 사람이라면 이 책에서 금쪽같은 지식과 정보를 얻을 수 있으며 자신의 몸을 스스로 지킬 수 있는 비법이 있다.

- 윤병철 (전) 한화생명 부사장

수학에만 공식이 있는 것이 아니다.

건강 관리에도 공식이 있다.

공식을 알면 답이 보인다.

육체적 건강, 정신적 건강, 재무적 건강을

지키는 것도 공식이 있다.

공식을 모르면 칠흑 같은 어둠 속을 등불 없이
헤매는 것과 같고 공식을 알면 등불을 들고
어둠을 훤히 밝히며 걸어가는 것과 같다.

이 책은 건강에 관심이 있는 독자들에게 건강을 지키고
삶을 밝혀주는 등불이 될 것이다.

내 몸의 건강을 돌봐주는
의사나 약사는 멀리 있지 않다.

우리는 음식이라는 의사와
운동이라는 물리치료사, 웃음이라는 약사와
사랑이라는 보약을 늘 곁에 두고
함께하고 있다.

단지 이들을 이용하는 방법을 모를 뿐이다.
누구나 쉽게 이용하여 무병장수할 수 있도록
노하우를 공개하고자 한다.

왜 인간은 질병으로 고통받아야 할까? 음식을 맛있게 먹고 인생을 즐기며 행복하게 살다가 잠자듯이 죽을 수는 없는 걸까? 왜 몸에 좋은 음식은 대체로 맛도 없고, 병 없이 살려면 고단한 운동을 하며 살아야 할까?

수학에만 공식이 있는 것이 아니다. 건강 관리에도 공식이 있다. 공식을 알면 답이 보인다. 육체적 건강, 정신적 건강, 재무적 건강을 지키는 것에도 공식이 있다. 공식을 모르면 칠흑 같은 어둠 속을 등불 없이 헤매는 것과 같고, 공식을 알면 등불을 들고 어둠을 훤히 밝히며 걸어가는 것과 같다.

이 책은 건강에 관심이 있는 독자들에게 건강을 지키고 삶을 밝혀주는 등불이 될 것이다.

1장에서는 현대 의학에 대한 진실을 살펴본다.

우리는 조금만 몸이 아프면 병원을 찾아가 의사가 진단하고 처방하는 대로 약을 먹는다. 그러나 처방약은 증세만 나아졌다고 착각하게 만들 뿐, 근본 원인에는 큰 변화가 없다. 거대한 제약 회사의 자본이 병원을 점령하면서 아무런 문제의식도 없이 처방약을 남용하면 인체는 또 다른 부작용과 질환에 노출될 가능성이 높다. 이와 같은 심각한 문제를 제기하고 현대인이 어떻게 건강을 관리해야 진정으로 몸을 살리는 길인지를 알아보려고 한다.

2장에서는 잘못된 영양 상식으로 피해를 보는 현대인의 건강에 대해 이야기했다. '처방약' 남용으로 응급실에 실려갈 수는 있지만, '영양제' 남용으로 응급실에 실려가는 사람은 단 한 사람도 없다. 처방약에 중독되고 있는 것은 아닌지, 약 말고는 몸을 살릴 수 있는 방법은 없는지 알아본다.

한 가지 반드시 기억해야 할 것은, 처방약은 증상을 억제하고 영양제는 몸의 기능을 촉진한다는 점이다. 비타민과 무기질 등과 같은 영양소에 대한 올바른 시각과 더 나아가 무병장수를 위한 대처법을 제안한다.

3장에서는 내 몸을 지키는 건강의 삼각관계를 살펴보고자 한다. 모든 질병이 발생하는 시작점이 왜 장인지 살펴보고 몸에 쌓인 독소를 배출하는 방법과 해독력을 높이는 생활 방식을 소개한다. 필자가 수년에 걸쳐 실제 체험한 후 확실한 효과를 보았다. 최고의 영양소를 어떻게 섭취해야 생체이용률을 높일 수 있는지, 이제 무엇을 어떻게 언제 먹어야 내 몸에 가장 좋은지 그 방법과 함께 건강에 대한 개념을 이해하기 쉽게 제안하고자 한다.

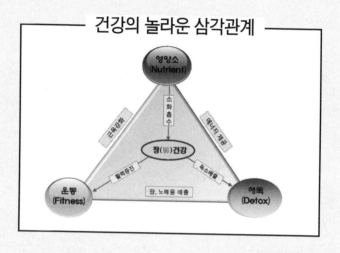

4장에서는 건강한 사람들, 더 나아가 무병장수하는 사람들의 공통점을 알아보고 따라서 실천해보길 권한다. 늙지 않고 병에 걸리지 않는 10가지 팁을 제시하여 이 책을 읽는 모든 독자가 질병에서 벗어나 건강한 삶을 누릴 수 있도록 간절한 마음을 담아 서술했다.

또한, 필자가 수년간 공부하고 실제로 체험하면서 건강한 삶으로 보상받은 건강 공식을 제안한다. 의사나 약사로부터 처방받은 약이 아닌 자연에서 얻을 수 있는 음식과 운동으로 약골의 몸이 강골의 몸으로 변화된 필자의 삶과, 혈압이 200mmHg을 넘나들던 아내가 정상으로 돌아오게 된 이야기, 두 아들의 극심한 알레르기 비염을 개선한 사례, 각종 성인병과 치매, 암을 극복하는 방법들, 천연 면역력 증강제를 만드는 방법, 피부를 아름답게 가꾸고 일상에서 쉽게 운동할 수 있는 방법 등을 소개했다.

이 책을 보는 사람은 건강에 관심이 있거나 건강하길 원하는 사람일 것이다. 그런 사람들에게 그동안 건강에 대해 몰랐던 사실을 알려주고 더 나아가 생명을 구할 수 있는 중요한 정보를 알려주고 싶었다. 잘못된 건강 정보와 무지했던 과거에서 벗어나 이제는 작은 질병에서부터 암을 유발하는 습관까지 바꿀 때가 되었다.

건강에 대해 조금만 공부하면 돈을 많이 들이지 않고도 건강을 관리할 수 있다. 건강해지고 싶은 사람이라면 최소한 이 정도는 알아야 한다는 마음으로 누구나 이해하기 쉽게 서술했다.

내 몸의 건강을 돌봐주는 의사나 약사는 멀리 있지 않다. 우리는 '음식' 이라는 의사, '운동' 이라는 물리치료사, '웃음' 이라는 약사, '사랑' 이라는 보약을 늘 곁에 두고 함께하고 있다. 단지 이들을 이용하는 방법을 모를 뿐이다. 누구나 쉽게 이용하여 무병장수할 수 있도록 노하우를 전하고자 한다.

건강이란 인간이 받을 수 있는 가장 큰 축복이다. 이 축복은 결코 돈으로 살 수 없다. 세상에서 제일 비싼 침대는 병상이다. 아무리 돈을 많이 준다고 해도 날 대신해서 아파해줄 사람도, 죽어줄 사람도 없다.

음식 이야기를 아무리 많이 해봐야 배가 부르지 않고 실제로 밥을 지어먹어야 배가 부르듯이, 건강은 '안다' 가 아니라 '한다' 가 지킨다. 이 사실을 명심하고 적극적으로 공부하고 실천해야 한다. 건강은 자신의 몸을 소중히 여기고 잘 관리한 사람에 대한 선물이고, 질병은 자신의 몸을 제대로 돌보지 않고 함부로 한 것에 대한 몸으로부터의 보복이다.

음식이 피를 만들고 그 피가 세포를 만들고 내 몸을 만든다. 세포가 건강해야 내 몸이 건강하다. 결국, 음식이 곧 몸이다. 모든 병은 입으로 들어온다는 말이 있듯이 먹고 마시는 것을 항상 의식하고 관찰해야 한다.

프랑스 속담에 "맛있다는 이유만으로 건강에 좋지 않은 음식을 먹는 것은 이빨로 자신의 무덤을 파는 것이다"라는 말이 있다. 맛도 중요하지만, 몸이 더 중요하므로 건강에 유익한 음식을 잘 섭취하는 것이 무병장수의 지름길이다.

평균수명 100세를 목전에 둔 초고령화 시대에 평생 현역으로 살아갈 수 있는 노하우를 가지는 것이 최고의 노후 대비법 중 하나다. 그러나 평생 현역으로 산다는 것이 결코 쉬운 일이 아니다. 전제조건이 필요하다. 평생 현역으로 살겠다는 목표를 세우고 이를 실천하려면 반드시 필요한 세 가지 요소가 있다. 열심히 일하는 습관, 열심히 운동하는 습관, 열심히 공부하는 습관이 그것이다.

독일의 과학자 헬무트 발터스는 "건강이란 질병이 휴가 간 상태"라고 말했다. 몸이 아프지 않은 것만으로도 정녕 감사해야 할 축복이다. 이 책을 읽은 독자들이 혹시 질병을 가졌다면, 그 질병을 영원히 휴가 보내는 방법을 찾아가길 바라는 마음으로 이 글을 쓴다.

정 석 식

당신이
미처 몰랐던
건강에 대한 진실

복잡한 인체에서 일어나는 현상을 동물실험으로
어떻게 정확하게 수치를 내어 파악할 수 있을까?
어떤 치료 효과든, 어떤 부작용이든
사람에 대한 것은 결국 사람에게서 알 수 있다.
더구나 정신질환과 같은 부분에서는 동물로
인간을 대체할 수도, 대변할 수도 없다.
어떤 약이 안전하고 효과가 있는지 알려면
동물실험만으로는 한계가 있다.
긴 시간 동안 많은 사람이 사용하다가
예상하지 못했던 효과가 드러나기도
하고 끔찍한 부작용이 나타나기도 한다.

약이 내 몸에 효과가 있었는지는
어쩌면 죽을 때가 되어서야
알 수 있을지도 모른다.

암을 선고받으면 많은 사람이 어떤 치료법으로
자신이 어떤 상태가 될지에 대해
충분히 알아보지도 못하고
얼마나 살 수 있을지에만 매달려
모든 것을 의사에게 맡겨 버린다.
설령 다른 방법이 있을까 의문이 들더라도
의사의 권고에 따라 위험을 동반하는
수술, 방사선치료, 화학치료 등을 쉽게 받아들인다.
혹시나 하는 의문을 가진다면 환자를 야단치며
자신의 우월한 권력을 이용하기도 한다.
의학 정보가 부족하고 병에 대한 두려움으로 인해
정서적으로 심약한 환자에게
일방적인 압력이 될 수밖에 없다.
기억해야 할 것은 암은 사형선고가 아니며,
병의 증상일 뿐이다.
몸이 보내는 신호로 식습관과 생활방식을
당장 바꿔야 할 때다.

1. 현대는 영양 과잉의 시대?

100년 전만 해도 우리는 끔찍한 굶주림에 시달렸으며, 허기짐은 일상이었다. 끝없는 전쟁, 빈곤과 경제적 불황, 날씨의 변화 등은 인간에게 궁핍의 고통을 안겨주었다. 산업이 발달하면서 인공비료로 대량 생산이 가능해지고, 집집마다 냉장고 한 대씩은 구비하게 되면서 산업사회가 주는 향상된 복지는 드디어 풍요로움을 안겨주었다.

성인병의 주범으로 대부분 영양의 과잉섭취를 손꼽는다. 실제로 집 안팎으로 먹을거리가 넘쳐나는 세상이 되었다. 영양실조나 비타민 결핍증은 구시대의 질병이 되었다. 그러나 오늘날 '영양 과잉의 시대' 라는 말은 사실 반은 맞고 반은 틀리다. 영양적인 면으로 보면 현대인은 '풍요 속의 빈곤' 을 겪고 있기 때문이다.

정확하게 말하면 현대인은 영양이 아니라 칼로리가 넘쳐나는 식단을 먹고 있으며, 정작 인체에 필요한 비타민과 무기질은 부족한 상태. 2015년 보건복지부가 발표한 한국인 영양소 섭취 기준을 보면, 무기질 중에서는 칼슘이, 비타민 중에서는 비타민D가 특히 부족하다고 나타났다.

비타민D는 햇볕을 쬐게 되면 피부에서 만들어지는 영양소로 이른바 '햇빛 비타민'으로도 불린다. 그러나 실내 생활이 많아지고, 바깥 활동을 할 때 자외선 차단제를 지나치게 많이 사용하면서 비타민D 부족 현상이 나타났다. 비타민D는 체내 칼슘 흡수를 도와 뼈를 튼튼하게 하고, 근육 생성을 돕는 동시에 면역력 유지에 필수인 영양소다.

비타민C도 사정은 다르지 않다. 국민건강영양조사에 따르면 한국인의 절반 이상이 권장량의 75퍼센트 정도만 섭취하는 것으로 나타났다. 비타민은 우리 몸에서 합성할 수 없어서 매일 음식물로 섭취해야 한다. 과일과 채소를 많이 먹는다고 하지만, 권장량 기준에 맞게 제대로 적정량을 섭취하고 있는 사람은 많지 않다.

설령 열심히 챙겨 먹는다고 해도 현재의 식자재와 과거의 식자재는 영양소 구성 성분이 다르다. 겉보기에는 그 과일이 그 과일 같지만, 화학비료의 남용과 환경오염으로 인해 토양은 미네랄이 점차 고갈되고 있고, 토양의 양분을 바탕으로 자라는 채소와 과일의 영양소도 부실해지고 있다.

직접 수확해서 먹었던 때와 달리 마트에서 구입하게 되면서 유통과정 중 보존제와 방부제로 인해 파괴되는 영양소도 무시할 수 없다. 매일 채소와 과일을 먹는다고 해서 충분한 양의 영양소를 섭취하는 것은 아니라는 것이다.

2. 인체의 구성은 지방일까, 탄수화물일까?

인체에 포만감을 주고 정서적, 심리적으로 안정시켜 주는 영양소는 무엇일까?

바로 탄수화물이다. 탄수화물은 섭취하면 뇌에서 '세로토닌' 이라는 행복 호르몬이 분비되어 심리적인 안정감과 집중력을 높여주고 허기를 달래준다. 피곤하고 지쳤을 때 '당이 떨어졌다' 고 표현하는 것처럼 탄수화물은 감정을 완화하고 심리적인 안정감을 주는 데 필요하다. 여성이 한 달에 한 번 생리현상을 겪을 때 초콜릿처럼 단 음식을 찾는 것과 같은 이유다.

뱃속에 음식이 가득 찼는데도 무언가 부족한 생각이 들어 후식을 찾는 경우가 있는데, 탄수화물이 부족한 식사를 해서 그렇다. 고기를 먹어 배가 가득 찼는데도 마무리로 밥이나 면을 먹어야 제대로 음식을 먹은 것 같고 포만감을 느낀다. 허기가 질 때 생각나는 음식도 라면이나 빵, 바삭한 치킨이나 피자와 같이 빨리 혈관에 흡수되는 정제된 탄수화물 음식이다. 기름에 튀기거나 담가서 만든 가짜 탄수화물은 포만감과 함께 뱃살까지 찌운다.

탄수화물은 영양소 중에서 가장 먼저 인체의 연료로 사용되어 소비된다. 인체에서 가장 많은 양의 연료로 쓰이며 이산화탄소와 물을 부산물로 만들어내어 몸에서 쉽게 분해된다. 그러나 단백질은 연료로 쓰기에는 아주 큰 에너지와 시간이 들며, 단백질이 분해될 때 나오는 부산물인 질소는 암모니아로 전환되는데 이것은 몸에 쌓여 쉽게 독소가 된다. 그래서 고기를 많이 먹으면 악취가 심하고 방귀에서도 심한 냄새가 난다.

탄수화물을 많이 먹으면 살이 찐다고 한다. 그러나 살을 찌우는 탄수화물은 정제된 밀가루 음식으로 인한 가짜 탄수화물이다. 과자, 라면, 빵, 피자와 같은 음식은 지방과 합성첨가제와 나트륨의 혼합물이다. 이렇게 칼로리가 높은데 살이 안 찔 수가 없다. 인체의 연료로 쓰이는 진짜 탄수화물은 통곡물이다. 현미와 같은 통곡물은 가짜 탄수화물을 아무리 먹어도 포만감이 들지 않는 것과 달리 7시간 동안이나 포만감을 지속시키고 인체에서 연료로 사용되기 때문에 살이 찌지 않는다.

따라서 비만의 원인은 탄수화물보다 지방과 당분 섭취에 있다. 지방이 칼로리가 높고 잠재적으로 에너지가 많다고 해서 연료로 쓰인다고 착각하기 쉽다. 그러나 인체는 탄수화물을 먼저 태워 연료로 사용하도록 운영되며 지방을 쉽게 몸에 축적해 저장한다.

인체가 지방을 축적하는 이유는 혹시 탄수화물을 섭취하지 못해 위급한 상황이 닥칠 경우를 대비하기 위해서인데 그럴 일이 거의 없으니 지방의 90퍼센트가 피하지방이나 내장지방으로 차곡차곡 쌓인다.

당분은 에너지 공급원으로서는 지방보다 우위에 있다. 청량음료인 콜라가 감자튀김보다 훨씬 더 많은 에너지를 공급한다. 액체라서 몸에 신속하게 흡수되기 때문이다. 설탕이 가득 든 음료수는 체중을 증가시킬 뿐 아니라 지방간으로 변화시킨다.

3. 임상 실험을 거치면 정말 안전할까?

인간의 몸은 복잡하다. 인체는 뼈, 근육, 혈관, 장기, 유전자, 세포 등 복잡하게 구성되어 있으며, 환경에 따라 태어나고 죽는다. 그래서 같은 병명이라도 사람마다 다른 증세를 보이며 복잡한 양상을 보인다.

유전적 및 환경적으로 이렇게 다르고 복잡한데, 인간에 대한 의료 시스템 역시 일률적이어서는 안 된다. 하나의 건강 주제에 대해서도 다양한 의견이 존재하는 이유는 인간의 몸이 복잡해서 그렇다. 따라서 인간에 대한 의료는 극단에 치우쳐서는 안 되며 중간 범위가 넓어야 한다.

그러나 질병에 걸린 환자는 치료 방법을 선택해야 하고, 의사는 환자에게 최선이라고 생각하는 치료법으로 진료해야 한다. 인간의 생명과 직결될 수 있는 의료는 오류나 실수가 적어야 하며 과학적이어야 한다.

의학이 과학적일 것이라는 믿음은, 다음 1장에서 설명하겠지만, 현대 의학을 잘 모르고 하는 소리다. 의료는 아직도 불확실한 요소가 많고 완치하지 못하는 질환도 많이 있다. 과학적인 임상실험을 거쳐서 공신력 있는 기관에서 승인을 받은 약이라도 하더라도 인간의 일생을 동물실험으로 단기간에 시뮬레이션하여 장기적인 미래까지 정확하게 예측할 수는 없다.

오히려 병원이라는 현장에서 장기적으로 인체 실험을 하고 있다. 많은 사람이 치료하는 명목으로 그 실험에 자진해서 가담함으로써 의료 시스템은 나날이 진보할 수 있었다. 동물을 상대로 임상 실험을 한다지만, 병원만큼 좋은 결과를 볼 수 있는 곳은 없다.

복잡한 인체에서 일어나는 현상을 동물 실험으로 어떻게 정확하게 수치를 내어 파악할 수 있을까? 어떤 치료 효과든, 어떤 부작용이든 사람에 대한 것은 결국 사람에게서 알 수 있다. 더구나 정신 질환 같은 부분에서는 동물로 인간을 대체할 수도, 대변할 수도 없다.

어떤 약이 안전하고 효과가 있는지 알려면 동물 실험으로는 한계가 있다. 긴 시간 동안 많은 사람이 사용하다가 예상하지 못했던 효과가 드러나기도 하고 끔찍한 부작용이 나타나기도 한다. 약이 내 몸에 효과가 있었는지는 어쩌면 죽을 때가 되어서야 알 수 있을지도 모른다.

과거에는 예상하지 못했던 질병들이 현재 나타나고 있으며, 미래에는 또 어떤 질환이 인간을 괴롭힐지 아무도 모른다. 새로운 약과 치료법을 내 몸에 적용하여 인체 실험에 참여할 수도 있고, 역사적으로 근거가 있는 과거의 치료법을 선택할 수도 있다. 그것은 개인의 몫이다. 그러나 현대 의학에서 100퍼센트 안전한 치료법은 없다는 사실 하나는 알고 있어야 하지 않을까?

4. 암은 사형선고인가?

암은 모두가 두려워하는 병이다. 암에 걸리고 싶어하는 사람은 아무도 없다. 사실, 인간을 구성하는 60조 개가 넘는 세포는 매일 유전자 변이를 일으킨다. 이때 세포가 비정상적으로 증식하여 신체조직을 파괴하는데 그 질병이 암이다. 암은 거의 모든 조직이나 장기에서 발생할 수 있다. 암은 방치하면 더 커지고 전이되어 심각한 통증으로 고생하다가 죽는다는 고정관념이 있어서, 암이라고 진단을 받으면 사형선고로 여긴다.

그러나 생존율에 연연할 필요는 없다. 교통사고, 다른 질병, 자연사 등 사람이 죽는 원인은 여러 가지다. 암 환자의 생존율은 암이 없는 일반인과의 생존율과 비교하는 상대적인 비율에서 나온 수치이므로 생존율은 크게 의미가 없다.

그렇다면, 암 자체로만 봤을 때의 절대 비율은 어떨까?

4기 말기 암일 경우 5년 이내 식도암은 100퍼센트, 소세포폐
암은 96퍼센트, 위암 98퍼센트, 대장암과 신장암은 93퍼센트
가 사망한다. 이 수치는 병원에서 하는 암 치료는 효과가 없다
는 것을 의미하기도 한다. 항암 치료를 받으며 고통 속에서 몸
은 몸대로 망가지고 돈은 돈대로 다 쓰는 데도 나아지는 것이
없다면 그게 바로 사형선고나 다를 바가 없다.

암에 대해 오해하지 말아야 할 점이 있는데, 암은 그 자체로
통증을 일으키는 병이 아니다. 사람을 죽게 하는 이유는 중요
장기에서 암 덩어리가 커져 기관을 막아 생명 활동에 지장을
주기 때문이다. 몸이 상하는 이유는 무리한 항암 치료로 암세
포와 더불어 정상 세포까지 죽이기 때문이다. 그래서 항암 치
료를 하다가 환자를 더욱 약하게 만들어 생명이 단축되는 일
이 생긴다. 암으로 죽는 사람보다 항암 치료 부작용으로 죽는
사람이 더 많다는 얘기다.

일단 암 진단을 받으면 상당 부분을 잘라낸다. 이 수술을 통
해 정상적인 삶을 잃게 되고 항암 치료와 방사선 치료로 온갖

통증에 시달린다. 몸은 독약에 가까운 치료를 견디지 못하고 구토와 통증으로 괴로워하며 살아도 산목숨이 아니게 된다. 항암 치료를 견디지 못해 더 살 수 있는 데도 숨지는 경우도 있다. 자칫 불필요한 수술과 약물치료로 환자를 고통스럽게 하고 경제적인 부담까지 안겨주는데도 환자는 치료를 받았다며 안심한다.

　의료는 현대의 거대한 자본주의 원리가 적용되는 분야 중 하나다. 또한, 환자에게 시한부 선고를 하여 두려움을 안겨주면서 병원이 의도하는 치료로 돈을 벌기도 쉽다.

　의사는 약을 처방하고 환자는 약국에 가서 처방전대로 약을 구입하는데, 꼭 필요한 약만 처방해서 쓸데없는 차익을 남기지 말라는 고마운 제도 덕분이다. 그런데 항암제는 약국에서 구입할 수가 없다. 유일하게 암 전문의를 통해 구입할 수 있는데, 이를 악용하여 항암제만이 병원이 직접적으로 이윤을 남길 수 있게 되었다.

　항암제를 개발하는 데 아무리 막대한 비용이 들었다손 치더라도, 이제 투자 비용을 뽑고도 남았을 텐데 약값은 오르기만 할 뿐 떨어지질 않는다. 암이라는 병이 워낙 위중하며 환자가 치료를 거부하지 않고 매달리기 때문에 약값은 비싸게 형성될 수밖에 없다. 그런데도 항암제가 비싼 이유는, 비쌀수록 병원과 제약 회사가 돈을 벌기 때문이다.

또한, 환자에게 시한부 선고를 함으로써 겁에 질리게 해 그 기간 안에 의사가 의도한 대로 치료받지 않으면 죽게 된다는 공포를 심어준다. 그러나 6개월이라는 것은 평균적인 기간이 아니라 사실 더 길 수도 짧을 수도 있는 시간이다. 단지, 의사는 환자가 더 빨리 사망했을 경우 책임을 피하고자 산정한 기간이다. 시한부 선고보다 더 오래 살면 명의의 치료 덕분이고, 더 짧게 살면 명의를 일찍 못만나 제때 치료를 받지 못한탓이다.

암을 선고받으면 많은 사람이 어떤 치료법으로 자신이 어떤 상태가 될지에 대해 충분히 알아보지도 않고 얼마나 살 수 있을지에만 매달려 모든 것을 의사에게 맡겨 버린다. 설령 '다른 방법이 있지 않을까' 하는 의문이 들더라도 의사의 권고에 따라 위험을 동반하는 수술, 방사선치료, 화학치료 등을 쉽게 받아들인다. 혹시나 의문을 가진다면 의사는 환자를 야단치며 자신의 우월한 권력을 이용하기도 한다. 의학 정보가 부족하고 병에 대한 두려움으로 인해 정서적으로 심약한 환자에게 일방적인 압력이 될 수밖에 없다.

　그러나 믿을 수 없게도 항암제로 고칠 수 있는 암은 고환암, 급성 백혈병, 자궁융모암, 악성림프종과 같은 암 종류의 10퍼센트일 뿐, 나머지 90퍼센트를 차지하는 위암, 대장암, 유방암, 폐암과 같은 덩어리가 있는 암에 대해서는 암세포만 죽이는 것이 불가능해서 고통스러운 부작용만 있을 뿐 확실한 치료 효과와 수명 연장 효과를 증명하지 못하고 있다.

　기억해야 할 것은 암은 사형선고가 아니며, 병의 증상일 뿐이라는 점이다. 몸이 보내는 신호를 잘 알아채고 식습관과 생활 방식을 당장 바꿔야 할 때다.

|차례|

1장　현대 의학, 정말 과학적일까

4장 늙지 않고 병에 걸리지 않는 10가지 건강 공식 ──

현대 의학, 정말 과학적일까

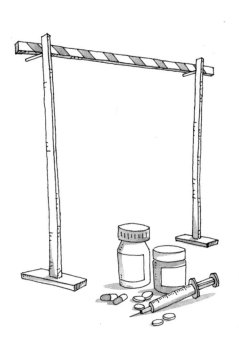

현대의학은 발병 원인에는 관심이 없다.
증세를 보고 치료를 해준다고는 하지만,
완치가 목적이 아니라
증세를 억제하는 데 그칠 뿐이다.

치료되는 과정인지 더 악화되는 건지는
의사도, 제약회사도 모른다.
일부 양심 있는 의사는 현대의학은
환자의 병을 20% 정도만 치료할 능력이 있을 뿐,
나머지는 치료하는 척할 뿐이라며
이로 인한 의료비 낭비는 천문학적인 비용에
이를 것이라고 양심선언을 하기도 했다.

약은 당장 아픈 곳을
막기에만 급급하고,
증상을 괜찮도록 완화하고자 하지만,
시간이 지나면 다른 증상과 더불어
더 큰 통증을 유발한다.
사람의 건강 상태는 매일 먹는 음식, 수면의 질,
스트레스 관리, 생활습관 교정, 운동 강도
등과 같은 요소가 매우 중요하다.

의사는 이런 점을 일일이
점검해주지 않는다.

❶

현대 의학,
신뢰해도 되나

의학, 얼마나 믿어야 하는가?

퓨 리서치 센터는 지난 2016년부터 미국인이 과학자를 얼마나 신뢰하는지를 측정하기 위한 설문조사를 매년 실시하고 있다. 조사 결과, 과학 분야 가운데 특히 높은 신뢰도를 얻은 분야는 의학인 것으로 나타났다. 의학자에 대한 공익 차원의 신뢰도를 물어본 결과 87퍼센트가 긍정적인 답변을 함으로써 어느 직업보다 높은 수준의 절대적인 신뢰를 가진 것으로 조사되었다.

대부분의 사람은 '의학이 과학적이라서' 신뢰한다. 과학의 발전으로 인해 인간의 삶과 문명은 비약적으로 성장했으며 더욱 편리하고 청결한 삶을 영유하게 되었다. 현대인에게 과학은 종교보다 우위에 섰으며, 종교를 우선시하는 것은 미개하거나 심약해서 보이지 않는 대상에 의존하고 싶은 나약한 인간의 심리를 반영하는 것으로 치부하기에 이르렀다. 즉, 과학이 아니면 진리가 아니며, 증거가 없으면 사실이 아니라는 신념까지 자리 잡힌 것이다.

그러나 과학의 속성을 알면 생각이 달라질 것이다. 과학은 인간이 만든 체계이자 하나의 도구일 뿐이다. 절대 진리가 아니라는 뜻이다. 세상의 모든 것은 단 한 순간도 머무르지 않으며 변화하는 속성을 지녔다. 아직도 이해할 수 없고 풀리지 않는 수많은 문제가 도사리고 있으며, 수많은 실패와 오류를 저지르는 한계가 있다. 특히, 현대 의학에서 완치할 수 있는 병은 세균성 질환이나 천연두처럼 얼마 되지 않는다. 흔한 감기나 아토피, 당뇨나 고혈압과 같은 성인병은 현대 의학에서 난치병이나 불치병에 속한다.

우리가 질병에 걸리는 이유는

현대인이 병에 걸리는 이유는 간단하다. 음식을 비롯한 환경에 문제가 있기 때문이다. 어릴 때 잘 못 먹어서, 병균에 감염되어서, 유전 때문에 당뇨나 고혈압과 같은 성인병을 비롯하여 암, 우울증, 관절염에 걸리는 것이 아니다.

오히려 현대 의학의 적극적인 치료법으로 몸이 밍가지는 경우가 더 많다. 내내 건강하게 살다가 건강검진을 통해 어떤 병에 걸렸다는 선고를 받고 입원을 하고 나면 하루아침에 꼼짝없이 병색이 짙은 환자가 되어버린다.

우리 몸이 정상적인 기능을 온전히 하려면 현대 의학은 한발 뒤로 빠져주는 것이 오히려 더 나을 때가 많다. 병을 일으키는 것도, 고치는 것도 우리가 먹는 음식과 다음과 같은 주변환경에서 비롯되기 때문이다.

- 현대식 생활 습관으로 인한 운동 부족
- 스트레스
- 오염된 토양에서 자란 식품 섭취
- 인스턴트 음식과 식품첨가물
- 환경호르몬과 방사능에 오염된 물질들
- 미세먼지 등

현대인은 주로 위와 같은 요인에 의해 질병에 걸리는데, 현대 의학에서는 고가의 의료장비나 약 처방, 수술을 남용하면서 치료하고자 한다. 의료 산업 시스템의 규모가 어마어마하기 때문이다.

병원이나 의사들은 제약 회사로부터 수많은 지원을 받는다. 그래서 제약 회사의 거대 자본에서 벗어날 수가 없다. 의사를 양성하는 의과대학에서부터 제약 회사의 로비와 유혹이 계속된다. 의사가 되고 나면 병원 시설 지원 및 학회나 세미나 참가 지원 등 각종 지원에서 벗어나기 힘들다. 이러한 구조에서 의사가 환자를 위해 얼마나 소신 있게 진료할 수 있을까?

그래서 약물을 오남용하게 만드는 환경이 되었으며, 항생제와 고혈압 약을 흔하게 처방한다. 고혈압 환자가 고혈압 약을 처방받으면 일단은 증상이 호전되지만 약으로 인해 당뇨병이라는 합병증을 얻게 되는 심각한 수순을 밟게 된다.

큰 돈은 남에게 맡기지도 못하면서 하나밖에 없는 내 건강은 생전 알지도 못하는 남에게 턱 하고 맡기는 것이 현대인의 모습이다. 그리고 생면부지의 의사가 온 마음을 다해 내 몸에 집중해주고 걱정해주고 최선을 다해주길 바란다. 그러나 현대인의 질병 중 대부분을 차지하는 성인병을 치료하려면 의사의 처방이 필요한 것이 아니다. 관건은 바로 환자 자신에게 달려 있으며, 먹는 음식에 달려 있다. 스스로 깨닫고 환경을 바꾸고 먹는 음식을 개선하지 않으면 그 어떤 병도 고칠 수 없다.

❷

현대 의학의
비극

그들은 발병 원인에는 관심이 없다

요즘 많은 사람이 건강에 대해 강박적인 집착이 있는 것 같다. 질병에 대한 걱정, 암에 대한 두려움 등 건강 염려증에 걸린 사람들은 의사가 말하는 '혹시 모를' 확률 때문에 기꺼이 비싼 검사에 지갑을 연다. 암 검진을 하면 암을 발견할 수는 있겠지만, 암 발병률을 감소시킬 수는 없다. 병원과 제약 회사는 건강한 사람들에게서 돈을 벌기 위해 건강검진과 각종 검사를 부추겨 값비싼 대가를 치르게 하고 막대한 이윤을 얻는다.

현대 의학은 발병 원인에는 관심이 없다. 증세를 보고 치료를 해준다고는 하지만, 완치가 목적이 아니라 증세를 억제하는 데 그칠 뿐이다. 치료되는 과정인지 더 악화되는 건지는 의사도, 제약 회사도 모른다.

일부 양심 있는 의사는 "현대 의학은 환자의 병을 20퍼센트 정도만 치료할 능력이 있을 뿐, 나머지는 치료하는 척할 뿐"이라며 "이로 인한 의료비 낭비는 천문학적인 비용에 이를 것"이라고 양심선언을 하기도 했다.

'감기는 병원에 가면 7일, 그냥 두면 일주일 만에 낫는다'는 말이 있다. 감기가 보험이 되지 않는 이유는 어차피 시간이 지나면 낫는 병이고 자주 걸리는 질환이라서 그렇다. 감기 바이러스의 종류는 수천 가지나 된다. 그렇다면 약의 종류도 수천 가지가 되어야 하는데, 현실적으로 불가능한 일이다. 그래서 독한 항생제와 진통제를 처방하여 증세가 호전되는 것처럼 만든다.

약은 한 가지 증상을 다루는 것 같지만, 부작용으로 또 다른 병을 만든다. 현대 의학은 원인을 고치지 않는다. 첨단 의료는 획기적이며, 그 기술을 가진 의사는 명의로 이름을 날린다. 그러나 현대 의학에서의 치료는 결론적으로 효과가 없는 경우가 많다. 오히려 치료 후에 다른 질환으로 위험해질 수 있다. 언제나 과잉 진료를 하며, 과한 약 처방으로 몸을 더 병들게 한다.

왜 의사는 약 처방에 연연하는 걸까?

일반적으로 의사가 약물 요법을 환자에게 권하는 것은 경제적인 이유가 크다. 의사 1인당 돌봐야 할 환자가 병원 대기실에서 대기 중인데 환자에게 일일이 영양 상태, 운동의 정도, 직업이나 주변 환경, 스트레스 정도, 정신 상태 등 일일이 질문하고 있으면 하루에 진료해야 할 환자의 수가 비약적으로 줄어든다.

그러나 약 처방은 어떠한가? 증세에 따른 처방전 한 장으로 손쉽게 진찰을 끝낼 수 있다. 약을 처방하면 할수록 투약으로 인해 의사도 돈을 벌고, 약사도 돈을 벌며, 제약 회사도 이윤을 챙길 수 있다. 굳이 약을 먹지 않아도 되는 경미한 상태임에도 환자가 증세를 호소하면 자연적으로 나을 병도 약을 소비하여 낫게끔 한다.

또한, 처방약은 어떤 약이든 부작용이 있다. 약의 설명서를 보면 효능 효과보다는 부작용이 더 길게 줄줄이 나열된 것만 봐도 알 수 있다.

그렇다면, 효과가 확실하고 부작용이 없는 치료법을 처방해

주면 되지 않을까? 왜 의사는 돈도 많이 안 들고 장기적으로 보았을 때 건강해질 것이 분명한 운동요법이나 자연 음식을 처방해주지 않는 것일까?

그 이유는 간단하다. 이러한 처방법은 자본주의의 굴레에 있는 제약 회사와 의료 체계에 맞지 않는다. 강력한 치료 효과가 있는 자연 요법은 자연적이기 때문에 제약 회사가 특허를 얻을 수 없으며 기업 이윤에 어긋난다.

또한, 의사는 의과대학 수련 과정 중에 의약품의 효능, 용량, 투여 방법 등에 대해서는 배우지만, 자연 요법의 효능이나 효과, 운동요법에 대한 방법이나 효과에 대해서는 거의 배우지 않는다.

그래서 열이 있다고 하면 해열제를, 혈압이 높으면 혈압약을 처방하지, 그로 인한 부작용에 대해서는 고려하지 않는다. 그 영역은 의사의 책임이 아니기 때문이다. 만약, 부작용이 생기면 그것은 약의 부작용이 아니라 또 다른 질환일 뿐 그에 따른 약을 또 처방하면 되므로 문제가 없다는 것이다.

의사에게는 참 다행스럽게도 환자들은 이 사실을 모른다. 그리고 몸에 좋은 영양소를 의사와 상담하고자 하지만, 의사는 영양학에 관해 제대로 교육을 받지 못했기 때문에 본인이 처방한 약에 안 좋은 영향을 끼칠 수도 있으며, 도움이 되지 않는다며 먹지 말라고 말한다. 만약, 이로 인한 부작용이 생긴다면 그것은 의사의 말을 듣지 않은 환자의 책임이지, 약 처방으로 인한 부작용은 아니다.

결국 의사가 환자의 병을 고치지 못하고 때를 놓치게 되면 병의 원인이 환자가 주로 먹는 음식이나 생활 습관에 있는 것이 아니라, 병원에 좀 더 일찍 와서 조기 발견 및 조기 치료를 하지 않은 데 있다고 주장한다.

미국은 의료비가 비싸서 의료 혜택을 제대로 받지 못하는 경우가 많다. 그래서 스스로 관리를 해야 하고 영양제나 대체 요법에 쉽게 접근할 수 있다. 이에 반해, 우리나라는 의료보험이 잘되어 있어 진료비와 약 처방 비용이 싸다. 수가가 낮고 1분 진료가 만연하다 보니 진료시간이 길어지면 대기 환자들의 불평 불만이 터져 나온다.

우리나라의 제약 기술은 세계 최고 수준의 제조 능력을 갖췄지만, 영양제보다 약의 원가가 더 싸다. 그래서 아플 때는 약을 찾는 것이 영양제를 찾는 것보다 경제적으로 남는 장사다. 그러나 약보다는 좋은 영양소, 영양소보다는 좋은 음식이 효과가 확실하고 부작용이 없다.

다국적 제약 회사의 영향력은 엄청나며 일반인이 모르는 곳까지 막강한 영향력을 발휘한다. 그러나 제약 회사는 덩치가 커졌을 뿐, 약을 파는 약장수다. 의과대학의 교육 과정을 비롯하여 세계적으로 공신력 있는 기관인 WHO세계보건기구, FDA미국식품의약국 등을 운영하는 자금의 절반 이상이 제약 회사로부터 나온다. 이런 환경에서 약에 대한 올바른 인식과 안정성을 제대로 평가할 수 있을까?

❸

현대 의학의
한계

음식으로 고칠 수 없다면 약으로도 고칠 수 없다

현대 의학은 인간의 탄생부터 죽음까지, 하다못해 비만까지
도 의학적인 치료 대상으로 본다. 만성 질환에도 증세에 따라
응급 처치를 하여 당장의 응급 상황을 해결한 후, 이로 인해
문제가 생기면 다른 처치를 하면 된다는 식이다. 부작용으로
인해 생긴 증세는 또 다른 약을 처방하면 되기 때문이다. 이
모든 약은 과학적인 임상 실험을 거쳐 공신력 있는 FDA 승인
을 받았으므로 문제가 없다는 것이다.

의사 입장에서 약을 끊고 음식으로 치료하겠다는 환자의 결

심은 최첨단 의료 시스템을 모르는 무지한 사람의 허무맹랑한 소리로 밖에 들리지 않는다. 그러나 질병이 생기는 원인은 사람이 먹는 음식으로 인한 경우가 많다.

음식으로 병을 고칠 수 없다면 어떤 병도 고칠 수 없다. 병을 완치시킬 수 있는 훌륭한 방법이 있는데도 간에 좋지 않은 처방약에만 의존하는 것은 오히려 건강을 더 망치게 한다.

약은 당장 아픈 곳을 막기에만 급급하고 증상을 완화하지만, 시간이 지나면 다른 증상과 더불어 더 큰 통증을 유발한다. 사람의 건강 상태는 매일 먹는 음식, 수면의 질, 스트레스 관리, 생활 습관 교정, 운동 강도 등과 같은 요소가 매우 중요하다. 의사는 이런 점을 일일이 점검해주지 않는다.

현대 의학의 한계 5가지

첫째, 현대 의학에서는 고열이 나면 해열제, 염증이 나면 소염제, 두통·치통·생리통엔 진통제, 혈압이 높으면 혈압강하제, 불면증에는 수면제, 피부 트러블 및 아토피엔 스테로이드제를 쓴다. 그러나 이런 약은 당장의 통증을 없애 마치 병이 치료된 것처럼 느껴지게 하지만, 실제로는 약의 억제 작용에 의해 증상이 완화됐을 뿐이다. 문제는 환자 본인도, 의사도 병의 원인을 모르는 것이 바로 현대 의학의 한계다.

둘째, 질병이 진행되었을 때 비로소 치료가 시작된다. 병이 생기는 과정이나 원인보다는 생긴 이후에 진료를 시작하고, 증세에 대해서만 치료한다. 평소 기침이 심해 병원에 갔더니 목감기였는데, 몇 개월 후 폐암 진단을 받게 되는 경우가 그렇다.

셋째, 현대 의학은 인체를 분리하여 치료한다. 마치 기계처럼 분해 조립이 가능하다고 보고 한 사람을 수많은 과로 나누어 각 부분을 부품 다루듯이 진료한다. 인체는 머리부터 발끝까지 모두 연결되어 있는데, 눈이 아프면 안과, 허리가 아프면 정형외과에 가고 내과적으로는 호흡기, 순환기, 소화기 등 인체를 분리하고 토막 내듯 진료한다.

여기에 큰 오류가 있다. 살아있는 생명체는 부분의 합이 전체와 일치하지 않는다. 따라서 각 부분이 해결된다도 해도 전체 문제는 해결되지 않는다. 가령, 폐암이라고 진단받은 환자는 폐 기능만 저하되고 나머지 다른 부분들은 정상일까? 가장 두드러진 장기의 질병만 발견한 것일 뿐, 다른 곳들도 병들어가는 과정일 것이다.

가벼운 감기에서 암에 이르기까지 모든 질병에는 수많은 원인이 도사리고 있다. 공기, 물, 햇빛, 음식, 수면, 인간관계, 정신적인 건강 등 모든 요소가 얽혀서 질병을 만들기도 하고, 활력, 넘치는 건강함으로 나타나기도 한다.

넷째, 현대 의학은 개개인의 체질과 개별 특성에 차이가 있음을 인정하지 않는다. 증상이 같다고 하여 똑같은 진단을 내리고 똑같은 약을 처방한다. 그러나 개개인의 체질과 상황이 다르므로 당연히 결과는 다르게 나온다.

마지막으로, 현대 의학에서는 진단명이 있어야 환자로 본다. 제아무리 통증을 호소해도 원인을 찾지 못해 의사가 병명을 정의해주지 않으면 환자가 아니다. 눈에 보이는 이상 징후가 엑스레이나 MRI를 통해 밝혀져야 한다. 의사의 눈에 띄어야 치료가 시작된다.

❹

현대인은 어떻게
건강관리를 해야 하나

급성 질환엔 현대 의학이 필요하다

그렇다고 현대 의학이 무조건 나쁘다는 말은 아니다. 의학은 빠른 속도로 발달하고 있으며, 의학의 밑바탕이 되는 제약, 의료기계, 유전자 연구의 발달 속도는 상상을 초월한다. 치료 불가능할 것이라는 질병도 하나둘 치료 가능한 수준으로 바뀌고 있다. 현대 의학의 눈부신 발전은 인간의 평균 수명을 연장해주었다. 사고와 같은 응급 상황, 급성 간염, 수술 처치와 같은 경우에는 절대적으로 필요하다.

그러나 급성 질환과 달리, 만성 질환과 싸우기에는 한계가 있다. 만성 질환은 수술이나 항생제로 쉽게 해결되지 않는다.

성인 10명 중 6명이 만성 질환을 앓고 있으며, 2개 이상의 만성 질환을 앓는다는 보고는 충격적이다. 가족 중에 고혈압과 당뇨병은 나이가 들면 당연히 오는 질병이자 유전병이 되었고, 암 환자는 가족이나 지인 중에 누군가 앓고 있을 정도로 남의 이야기가 아니다.

질병을 유발하는 요인

과거에는 폐렴, 결핵 같이 미생물에 의해 초래된 질병이 사망률이 높았지만, 현재는 심장 질환, 암, 뇌혈관 질환과 만성 질환이 사망률을 높이고 있다. 만성 질환은 생활환경이 초래하는 질병이다.

초기 인류가 수렵하던 시기에 비해 현대인이 섭취하는 먹을 거리와 칼로리의 양이 크게 많아졌고, 과거보다 신체 활동량이 많이 줄었다. 편리해진 생활양식은 신체 활동량을 줄였고, 섭취하는 칼로리가 에너지로 소모되는 칼로리보다 지나치게 많아졌다는 점도 문제가 된다.

음주와 흡연, 환경오염과 대기오염, 환경호르몬과 화학물질 및 방사능에 쉽게 노출되는 생활 환경의 급격한 변화는 질병을 유발하는 큰 요인으로 작용한다.

치매 환자도 젊은 층에서부터 급격히 늘어나고 있다. 아토피와 같은 자가면역 질환은 신생아부터 앓고 있으며, 관절염과 미세먼지로 인한 호흡기 질환, 비염 등으로 인해 고통 받는 사람들이 점점 늘어나고 있다.

이렇게 치료하기 힘든 만성 질환을 당장의 증세만 보고 완화하는 데만 급급하면 또 다른 부작용으로 고생하게 된다. 만성 질환에 걸리지 않도록, 또한 이미 만성 질환에 걸렸다면 건강을 지켜내고 예전의 건강한 상태로 되돌릴 수 있느냐가 중요한 문제가 되었다. 현대 의학에서는 이를 예방하고 완치시킬 수 없다.

이제는 기능의학이 필요할 때

의사는 충분한 훈련을 통해 환자에게 해를 입히지 않고 안전하게 의술을 행할 수 있도록 수년간 교육을 받는다. 배운 것이 증상 완화와 관리 및 유지이기 때문에 매일 똑같은 진료 방식과 처방을 반복해서 기계처럼 행한다. 그러나 그들은 병의 근본적인 원인을 찾고 예방하고 치료하기 위한 영양학적, 운동학적인 교육 과정을 받지 못했다.

의사 입장에서는 억울할 수도 있다. 최선을 다해 의료 시술을 했는데도 환자의 병은 호전되지 않고, 증세에 따라 동일하게 치료를 했음에도 효과가 떨어지는 환자가 속출하기 때문이다. 완벽하게 시술했지만, 의도하지 않은 부작용이 생겨 의료 사고로 법적 고소를 당하기까지 하니 선뜻 나서서 적극적인 의술을 펼칠 수 없으며 그에 따른 무거운 책임감까지 떠안아야 한다.

이러한 상황에서 생겨난 것이 바로 '기능의학' 이다. 기능의학은 질환의 증상을 억제하는 것이 아니라 문제의 근본 원인과 인체의 메커니즘을 찾아 스스로 본연의 치유 능력을 회복하여 생리적 균형을 이룰 수 있도록 유도하는 미래 의학의 새로운 패러다임이다.

기능의학의 치료 원칙

현대 의학은 증상이 있으면 약물로 증상을 일시적으로 없애지만, 원인을 찾지는 못한다. 그래서 약을 끊으면 증상이 다시 시작된다. 기능의학은 이러한 현대 의학의 치료가 인체에 더 해롭다는 것을 깨닫고 증상이 아니라 원인을 찾아 제거하여 몸을 회복시키고자 한다. 즉, 몸에 해로운 것을 그저 덮는 것이 아니라, 빼내어버리는 것이다.

그러다 보니 환자의 나쁜 생활 습관이나 음식에서 원인을 찾는다. 현대 의학은 환자의 건강을 증진하지 않으며, 복잡한 만성 질환을 예방하고 치료하기 위한 적절한 대안이 없다. 현대 의학이 증상만 본다면, 기능의학은 환자 그 자체를 본다.

기능의학은 만성 질환을 즉각 중단시키고 건강했던 예전으로 되돌아가도록 돕는다. 음식, 생활 습관, 환경오염으로 인한 독성 문제, 위장 문제, 스트레스 등 기본적인 사항을 알아내고 기능의학적 검사를 통해 불필요한 약과 수술 없이 질병의 원인을 찾아 건강을 되찾을 수 있다.

기능의학의 일곱 가지 기본 치료 원칙은 다음과 같다.

첫째, 유전적 및 환경적 고유성의 개념을 바탕에 두고 각 사람의 생화학적 개별성을 인정한다.

모든 사람은 다르다. 유전적 차이와 환경적 차이가 다르므로 똑같은 방법과 약물로 처방할 수 없다.

둘째, 질병 중심적 접근이 아니라 환자 중심적 치료를 시도한다.

환자를 위한 환자 중심 치료를 한다. 개인의 환경적 요인, 심리적 요인, 유전적 요인, 생활 습관, 섭생 등을 중시한다.

셋째, 내 · 외부적 요소의 역동적 균형을 중시한다.

환자의 심리 상태와 같은 내부 인자와 몸의 외부 인자와의 역동적 균형성을 찾는다. 즉, 환자의 몸, 마음, 정신의 내적 및 외적 요인들 사이의 역동적 밸런스를 찾는다.

넷째, 인체의 상호 연결성을 중시한다.

인체의 생리적 요소들이 연결되고 각 기관 계통이 조화를 이루면서 기능을 유지하게 하는 인체의 상호 연결성을 중시한다. 내적, 생리학적 요인들의 거미줄과도 같은 상호 연결을 연구한다.

다섯째, 활력 넘치는 생활에 목표를 둔다.

건강이 단지 질병이 없는 상태가 아닌 실재하는 생명력으로서, 활력이 넘치고 적극적인 삶의 질의 향상에 목표를 둔다. 식사와 영양의 중요성, 운동 중시, 독성 물질 및 감염 물질의 제거, 스트레스 제거 등을 중시하며, 생리 기능을 활발하게 하는 요인을 강조한다.

여섯째, 면역력을 증강시킨다.

신체의 면역력 증강으로 질병과 통증이 없는 건강한 장수를 목표로 한다. 각 환자의 수명뿐만 아니라 건강 범위를 향상하는 수단으로 인체 기관들의 기능을 향상한다.

일곱째, 본연의 치유 능력을 향상하는 데 중시한다.

기능의학은 특정 기관의 질병 치료에 초점을 맞추는 것이 아니라 인체를 각 기관을 조절하는 하나의 유기체로 본다. 그 질병을 가진 환자의 전신 생리학적 물질 대사의 불균형을 찾아내어 부족한 것은 채워주고 장애를 일으키는 원인을 제거하여 인체 본연의 치유 능력을 향상시키는 데 주안점을 둔다.

기능의학의 정의 및 진단

기능의학의 사전적 정의는 건강을 유지하기 위해 환경적 인자를 연구하고 정상적인 물질대사가 이루어지도록 하는 방법을 연구하는 학문이다. 각 개인은 성격과 정서와 외모가 다르듯이 체내에서 일어나는 생화학적 대사도 모두 다르다는 데 중점을 두고 있다. 곧, 타고난 유전적 형질과 생활 방식, 식이, 직업, 환경 공해 물질의 노출 등의 환경적 영향에 따라 각 개인의 생리학적인 반응은 각기 다르므로 환자를 다룰 때도 이러한 개인의 독창성을 중심으로 진단과 치료가 이루어져야 한다는 것이다.

따라서 질병에 초점을 맞추기보다는 질병 이전의 상태, 곧 최상의 기능에서 벗어나 불편함을 느끼는 상태에 초점을 두고 이러한 상태를 나타내는 생화학적 물질대사의 이상 패턴을 찾아 그것을 영양학적 방법으로 치료함으로써 최상의 기능을 회복하게 하는 것을 목표로 한다.

현재 미국을 비롯한 선진국에서는, 죽을 때까지 낫지 않을 것만 같은 만성 질환이 기능의학을 통해 치료되는 효과를 보기 시작하면서 선풍적인 인기를 끌고 있다. 2009년에 미국기능의학회가 설립되어 통합의학을 비롯한 정밀하고도 개인 중심적인 의학이 나날이 발전하고 있다.

우리나라에서는 2013년에 대한기능학회가 창립되었다. 미래 의학의 새로운 패러다임으로 기능의학이 들어와 현대 의학의 문제점을 개선하기 위한 해결책이라고 보고 있지만, 아직 의료 개혁이 눈을 뜨기에는 시스템의 한계가 있어 발전 속도가 더딘 편이다.

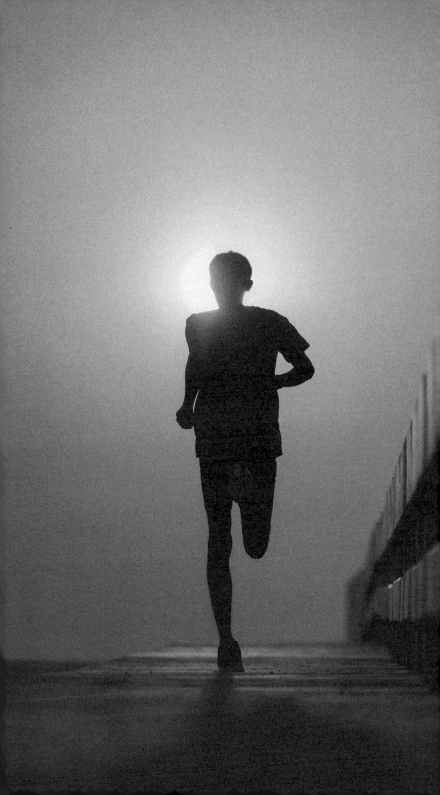

2장

잘못된 영양 상식은 이제 그만

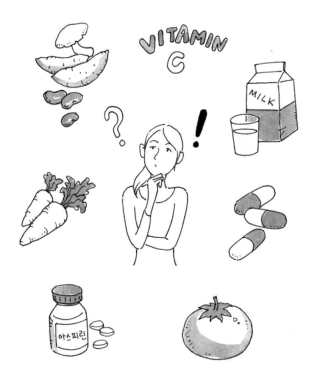

현대에 이르러 개개인의 삶과 문화양식은 복잡해졌으며

개인의 생활 습관과 체질이 모두 달라서

개별적으로 필요한 영양소의 종류와 양 역시

달라져야 한다.

현대 의학에서도 영양소를 이용한 치료법을 알고는 있지만,

특정 질병을 치료하는 데는 처방약에 비해

직접적인 상관관계가 적다는 이유로 무시당하는 현실이다.

수술이 끝나 회복기에 접어든 환자가

이제 무엇을 먹고 어떻게 해야 하느냐고 물으면

의사들의 대답은 한결같다.

"골고루 먹고 운동하세요."

그런데, 도대체 무엇을 어떻게
골고루 먹어야 하고
어떤 운동을 어떻게 하란 말인가?

의사가 치료할 수 있는 환자는
20%의 구급 환자이며,
나머지 80%의 만성 환자는
고칠 수 없다는 것이 밝혀지면서,
의사가 내리는 처방을 전부 믿어도 되는지
의심스러워지기 시작했다.

대부분 의사가 내 몸에 처방하는 약은
증상 억제제 또는 차단제다.
몸의 정상적인 대사와 순환을 막아
약물이 원하는 효과를 내도록 한다.
반면, 대부분의 비타민과 미네랄, 효소 등은
신체기능을 '촉진' 하는 작용을 한다.
비타민C는 강력한 항산화제이자 기능 손상으로부터
보호하는 자연 면역 촉진제 중 하나다.
비타민C를 과다 섭취했다고 해서
인체에 해를 미치는 일은 없다.

①

왜 의사는 비타민을 먹으면
효과가 있다고 말하지 않을까?

약물 남용이 문제일까, 비타민 남용이 문제일까?

최근 아이오의과대학 종합암센터 연구팀이 비타민C 고용량 정맥주사 요법으로 암세포만 선택적으로 사멸시키는 치료를 성공해 큰 관심을 모았다. 비타민C가 분해되면서 형성되는 과산화수소가 정상세포에는 피해를 거의 주지 않고 암세포만 손상시킨다는 것이다. 물론, 이러한 1차원적인 방식으로는 암을 정복할 수는 없으며, 모든 암을 비타민으로 고칠 수는 없다. 앞서 말했듯이 인체는 단순한 구조가 아니며 각 기관은 이루 다 헤아릴 수 없을 정도로 상호 연결되어 작용하는 복잡한 구조를 지녔기 때문이다.

현대에 이르러 개개인의 삶과 문화 양식은 복잡해졌으며 개인의 생활 습관과 체질이 모두 달라서 개별적으로 필요한 영양소의 종류와 양 역시 달라져야 한다. 현대 의학에서도 영양소를 이용한 치료법을 알고는 있지만, 특정 질병을 치료하는 데는 처방약에 비해 직접적인 상관관계가 적다는 이유로 무시당하는 현실이다. 수술이 끝나 회복기에 접어든 환자가 이제 무엇을 먹고 어떻게 해야 하느냐고 물으면 의사들의 대답은 한결같다.

"골고루 먹고 운동하세요."

그런데, 도대체 무엇을 어떻게 골고루 먹어야 하고 어떤 운동을 어떻게 하란 말인가?

의과대학에서는 단백질, 탄수화물, 지방의 3대 영양소와 비타민, 미네랄이 부족하거나 결핍되었을 때 나타나는 질병에 대한 진단과 치료를 공부하지만, 병에 걸리지 않을 만큼의 최소량만을 강조하며 공부 시간도 상대적으로 적다.

의과대학에서는 처방약과 시술로 환자에게 접근하지, 영양학적으로 접근하는 방법을 알려주지 않는다. 그래서 의사는 환자가 무엇을 먹어야 하는지 관심이 적다. 비타민을 비롯하여 영양제에 대해서도 부정적이며 모두 소변으로 배출될 뿐 건강 개선에 크게 도움이 되지 않는다고 말한다.

　모든 약에는 부작용과 독성이 있는데도 영양소를 강조하면 의사인지 약사인지 의심하는 환자들이 많다. 아이러니하게도 약물 남용이 항상 문제이지 비타민 남용이 문제가 된 경우는 없는데도 말이다.

적극적으로 비타민을 장려하지 않는 까닭

　그렇다면, 왜 의사들은 비타민을 먹으면 효과가 있다고 말하지 않는 것일까? 생활 습관병, 우울증, 불면증, 변비 등 모든 병이 비타민과 미네랄을 먹기만 하면 낫는다면 왜 병원과 정부에서는 적극적으로 영양제 섭취를 장려하지 않는 것일까? 진심으로 환자의 완치를 생각한다면, 진심으로 국민의 건강을 생각한다면 적극적으로 보급해야 하는데 그러지 않는 이유가 궁금하다.

　일례로, 백해무익이라는 담배를 생각해보자. 담배는 그 무엇보다 몸에 해로운데도 생각보다 강력하게 규제하거나 경고하지 않는다. 어린아이도 담배가 해롭다는 것을 안다. 건강에 치명적인 악영향을 미치는데도 경각심을 일깨우기만 할 뿐이다. 이유는 담배 산업의 어마어마한 규모 때문이다. 담배 산업으로 얻는 막대한 세금을 포기할 수 없기 때문이다.

의료 산업 역시 마찬가지다. 정부를 비롯하여 온 국민이 팔을 걷어붙이고 건강한 삶을 위해 술과 담배를 끊고, 좋은 영양제를 섭취하며, 운동하는 데 매진하도록 강제로라도 규제한다면, 병원과 약을 찾는 환자의 수는 급격하게 줄어드는 반면, 의료계와 제약 회사는 곤란에 빠진다.

아기의 출산과 노인의 노화까지도 병원에서는 질환으로 보고 치료할 정도로 의료는 인간 생애 전반에 걸쳐 있고 의사의 손을 빌리지 않으면 안 된다. 속이 쓰리고 메스꺼운 증상은 역류성 식도염으로 보고, 변비나 설사는 과민대장증후군이라는 병명을 붙여 새로운 질환을 만들면 새로운 의료 시장이 개척되는 셈이 된다. 그리고 병원에 가서 진찰을 받고 약을 처방받아 먹으라고 한다.

비타민은 효과가 있을까?

과거 우리의 식단은 자연식에 가까웠으나, 현대에 이르러 튀기고, 삶고, 볶는 화식이 식탁을 점령하고 있다. 손쉽고 빠르게 배를 채울 수 있는 패스트푸드, 빵과 고기와 같은 서구식 식단, 토양 오염으로 비타민과 미네랄이 훼손된 과일과 채소로는 몸이 요구하는 영양소를 모두 채울 수가 없게 되었다. 전통 자연 식단에서 서양 식단으로 음식 문화가 변하면서 비타민이 부족해진 식단은 각종 질병을 유발한다.

과거 영국 해군은 전투에서 전사하는 병사보다 비타민C 결핍으로 인하여 괴혈병으로 죽는 병사들이 더 많았다. 수년 이상 바다 위의 배 안에서 전쟁을 치러야 하는 이들이 주로 먹는 음식은 곡류와 고기였다. 채소와 과일은 저장성 때문에 오래 두고 먹을 수 없고, 구하기도 어려웠다.

비타민은 생명체의 생명 유지에 꼭 필요한 분자로, 체내에서 스스로 합성하는 것이 쉽지 않아 음식으로 섭취해야 한다. 이러한 비타민 결핍이 수개월 이상 진행되자 괴혈병이 나타나고 수많은 병사를 죽음으로 몰고 갔다. 당시 비타민C의 발견은 수많은 병사의 생명을 구하는 획기적인 계기가 되었다.

비타민 효능과 기능

활성산소 제거, 항산화 작용과 노화방지, 면역력 증대,
해독과 소염 작용, 위암 예방, 혈관 건강과 동맥경화 예방.

일부는 합성비타민은 몸에 해로우니 천연비타민을 섭취해야 한다고 주장하지만, 천연비타민이나 합성비타민이나 분자 구조식이 같아 생체이용률 등 효능에는 차이가 거의 없다.

비타민C는 고용량을 섭취해도 부작용이 거의 없으며, 과로나 스트레스, 감기 예방과 같은 항산화 효과가 있다는 것이 입증되었다.

난치성 고혈압을 비타민C로 치료한 체험 사례

고혈압약이 잘 듣지 않는 열 명 중 한 명에게 나타나는 아내의 난치성 고혈압을 비타민C 섭취로 극복한 사례를 소개하고자 한다. 아내의 개인적 체험 사례이기 때문에 개인의 체질에 따라 차이가 있을 수 있다.

아내는 수축기최고혈압 혈압이 200~240mmHg을 넘나드는 고혈압 환자였다. 문제는 평소에 고혈압으로 인한 극심한 두통으로 정상적인 일상생활에 장애가 있을 정도로 심각해 소소한 가사일 외에는 아무것도 할 수 없는 상황이 오랫동안 지속되었다. 집에서 가까운 대학병원의 처방으로 여러 가지 고혈압약을 복용했지만, 전혀 효과를 보지 못했다. 그때까지는 하루에 비타민C를 총 6,000㎎ 을 섭취하고 있었으나 고혈압이 호전되는 증상은 없었다.

그러던 중 이왕재 교수의 비타민C 강연에서 "하루에 10,000㎎ 10g을 섭취한 결과 장인어른의 고혈압최고 240과 당뇨병, 동맥경화 등이 크게 호전되었다"는 얘기를 듣고 아내의 비타민 섭취량을 하루 10,000㎎ 10g으로 늘려 보기로 했다. 하루 세 끼 식사 후에 3,000~4,000㎎ 씩 세 번씩 꾸준히 섭취했다.

10,000㎎씩 먹고 난 후 일주일간 단 한 번도 두통을 호소하는 일이 없었다. 극심했던 두통이 사라진 것에 부부가 함께 깜짝 놀랐다. 비타민 C 섭취량을 늘린 것 외에는 특별히 바꾼 것이 없었기 때문에 비타민C의 효능임을 확신하고, 그 이후로 지금까지 매일 10,000~12,000㎎ 이상을 꾸준히 섭취하고 있다.

대학병원의 치료와 처방도 듣지 않던 난치성 고혈압으로 인한 두통과 그로 인한 생활의 불편을 비타민C가 일시에 해결해 준 것이다. 이때부터 온 가족이 모두 하루에 12,000㎎씩 먹기 시작했고, 이젠 가족 모두 비타민C 애호가가 되었다. 그 결과 아내는 건강을 완전히 회복하여 활기 넘치는 생활에 크게 만족해하고 있다.

비타민C의 올바른 섭취 방법

비타민C는 섭취법만 잘 지키면 부작용이 거의 없다. 비타민C를 섭취한 후에 나타나는 부작용으로 설사, 속 쓰림, 요로결석 증상이 있다는 주장도 있다. 공복에는 위출혈이 있을 수 있고 속이 쓰릴 수 있으므로 식후에 먹고 물을 충분히 마셔야 한다. 개인에 따라 섭취량이 차이가 있을 수 있으므로 적절한 1회 섭취량을 찾아가야 한다. 자신의 몸이 받아들일 수 있는 적절한 용량의 비타민C를 넘어서면 설사가 유발된다. 설사를 유발하지 않는 수준의 최대 용량이 자신에게 적절한 비타민C 용량이다. 대부분 성인은 1회 투여량 3~4g3,000~4,000mg의 비타민C는 잘 받아낸다. 아이들은 1회 투여량을 1~3g 사이로 정하고 섭취하면 된다.

합성 비타민C와 과일이나 채소에 들어 있는 비타민C의 약리 작용에는 차이가 없다. 과일과 채소만으로 비타민C 1g의 정제를 만들려면 그 크기가 너무 커서 사람들이 삼키지도 못한다. 결국 천연비타민C라는 것은 '눈 가리고 아웅' 하는 상술이고, 이윤 추구라는 기업의 모토가 만들어낸 하나의 작품일 뿐이다. 따라서 비싼 외국산이나 유명 브랜드를 찾지 말고 국산 중에서 가격이 저렴한 것을 구입하여 오랫동안 규칙적으로 먹기를 추천한다.

20년 가까이 비타민C를 섭취해 온 필자의 경험에 비추어 보면, 아마도 누군가가 '가장 저렴한 비용으로 건강 증진 효과를 극대화 할 수 있는 방법이 뭐냐' 고 묻는다면 단연코 비타민C를 먹는 것이라고 말하고 싶다.

1일 권장량

미국에서 비타민C 일일권장량은 남자가 하루에 90㎎, 여자가 하루에 75㎎, 그리고 흡연자의 경우 남자가 125㎎, 여자가 110㎎ 으로 35㎎ 씩 높아졌다. 국내외에서 연구한 비타민C 권위자들의 의견을 종합해볼 때 하루에 1~10g1,000~10,000㎎의 비타민C가 질병 예방 목적으로 제시되는 양이다. 활성산소가 몸을 공격하는 것을 막고 병적인 노화에 빠져들지 않고 활기차게 생활할 수 있도록 돕는 비타민C 섭취로 건강을 되찾아보길 바란다.

❷

의사들은 내 몸에
어떤 처방을 하고 있는가?

신체기능을 억제할 것인가, 촉진할 것인가

약은 불편한 증상이나 병을 치료하는 데 쓰인다. 약은 약효도 있지만, 부작용이 있다. 중요한 것은 간을 손상시키지 않는 약물은 거의 없다는 점이다.

의사가 약을 처방할 때는 그 약물이 병을 호전시키는 데 꼭 필요한지, 현재 상황에서 선택할 수 있는 최선인지를 살피고, 부작용에 대한 위험이 환자가 얻는 약효보다 적다고 판단할 때 처방한다. 그런데도 간이 손상되면 처음으로 되돌아가 이제는 간 손상을 호전시키는 약을 처방한다.

의사가 치료할 수 있는 환자는 20퍼센트의 구급 환자이며, 나머지 80퍼센트의 만성 환자는 고칠 수 없다는 것이 밝혀지면서, 의사가 내리는 처방을 전부 믿어도 되는지 의심스러워지기 시작했다. 대부분 의사가 내 몸에 처방하는 약은 증상 억제제 또는 차단제다. 몸의 정상적인 대사와 순환을 막아 약물이 원하는 효과를 내도록 한다.

혈압을 조절하는 알파차단제와 베타차단제, 콜레스테롤 흡수 억제제, 우울증을 치료하는 세로토닌노르에피네프린 재흡수 억제제, 식욕을 억제하는 식욕억제제 등은 인체 내에서 중추신경계의 기능을 '억제' 하여 안정감을 주는 중추신경 진정제다.

반면, 대부분의 비타민과 미네랄, 효소 등은 신체 기능을 '촉진' 하는 작용을 한다. 비타민c는 강력한 항산화제이자 기능 손상으로부터 보호하는 자연 면역 촉진제 중 하나다. 비타민c를 과다 섭취했다고 해서 인체에 해를 미치는 일은 없다. 오히려 피로 해소 및 면역력 증강에 도움이 되어 일부러 고함량으로 섭취하는 요법을 택하는 사람들이 늘어나고 있다. 그러나 억제제를 과다 섭취할 경우는 이야기가 달라진다. 당장 응급실에 실려가 위세척을 해야 할 정도로 위험한 상황이 벌어진다.

처방약이 내 몸에서 훔쳐가는 영양소

영양소에 대한 시각은 학계에서도 분분하다. 그러나 영양소가 결핍될 경우 인체의 기능은 저하되고 심할 경우 사망에 이르기까지 한다는 점은 확실하다. 약에 대한 임상실험은 제약회사에서 막대한 자본을 들여 연구를 시행하지만, 굳이 약과 비타민 보충제를 비교 연구하기 위해 자본을 들이는 제약 회사는 없다.

또한, 처방약은 영양소의 합성을 막거나 배출하여 체내 영양소를 결핍시킨다. 질병을 치료하기 위한 약물이 오히려 신체에 필요한 영양소를 도둑맞게 한다는 사실에 주목해야 한다. 당뇨병이나 고혈압과 같은 만성 질환으로 약을 오래 복용하다 보면, 약이 몸에서 대사하면서 영양소를 몸 밖으로 배출시켜 재흡수나 합성되지 못하게 막는다. 혈당강하제 메트포르민은 비타민B_{12}의 결핍을 초래한다. 손발이 따끔거리는 증상과 같은 신경손상을 초래하는데 이때 비타민만 보충해줘도 금세 증상이 사라지는데도 당뇨병 합병증으로 오진을 받아 또 다른 약을 처방받는 불상사가 생긴다.

고지혈증 약에 많이 처방되는 스타틴은 체내 코엔자임Q10을 결핍시킨다. 고혈압 약으로 쓰이는 이뇨제는 소변량을 늘리고 혈액량을 줄여 혈관에 가하는 압력을 줄여주지만, 수용성 비타민B1까지 급격하게 배출시킨다. 비타민B1이 부족하면 부정맥을 초래하여 혈액이 몸속 곳곳에 전달되지 않아 몸이 붓거나 손발이 저리는 증상이 나타난다.

약방의 감초라 불리는 아스피린은 해열 및 소염진통제로 장기간 복용할 경우 비타민C의 흡수를 방해한다. 위염 약으로 위산 억제제를 복용하면 대부분의 영양소가 부족해진다. 영양소는 음식을 통해 들어오는데 음식이 위산에 의해 분해되고 영양소를 흡수하는 과정에서 문제가 생기므로 충분한 비타민과 미네랄이 필요해진다.

인체에 영양소가 부족하면 각종 질병을 유발하는 도화선으로 작용한다. 한두 가지만 부족해도 면역력이 낮아지고 생체활동이 저하되어 각종 질병에 취약해진다. 인체에 필수적인 영양소가 충분히 공급되면 몸은 스스로 치유하고 회복하면서 더 건강하게 살 수 있다.

❸

우리가 몰랐던
영양소의 비밀

음식에 영양소가 손실되는 이유

필요한 모든 영양소를 음식으로부터 섭취할 수 있다면 그보다 더 바람직한 일은 없으며, 군이 보충제를 찾아 섭취할 필요가 없을 것이다. 과거에는 인체에 필요한 영양소가 음식물에 충분히 들어 있었다. 그래서 음식을 골고루 제대로 먹으면 영양소 부족 없이 건강하게 살 수 있었다.

그러나 요즘은 상황이 달라졌다. 현대인이 영양 부족이 된 원인은 공장에서 가공된 죽은 음식을 먹고, 수많은 첨가물을 먹고 이를 해독하기 위해 더 많은 영양소가 손실되기 때문이다. 좀 더 알아보면 다음과 같다.

첫째, 농수산물을 가공 처리하여 유통하는 과정에서 많은 영양소가 손실된다. 곡류의 껍질을 모두 제거한 정제된 상태의 곡물은 부드러운 식감은 있지만, 각종 비타민, 미네랄, 식이섬유 등이 제거된 상태로 우리 몸에 중요한 영양소는 다 깎아낸 탄수화물 덩어리다.

둘째, 손쉽게 구하여 먹는 가공식품에는 화학 보존제, 방부제, 식품첨가물, 색소, 질산염 등이 들어 있으며 소량의 섭취는 인체에 해가 없다고 하지만 자주 먹다 보면 몸에 축적된다.

셋째, 좁은 케이지 안에 가둬 키우는 가축들은 배합사료를 먹이며 운동량을 제한하여 키운다. 방목하여 키우는 가축에 비해 영양소가 훨씬 적게 들어 있으며, 각종 항생제와 합성호르몬을 첨가한 사료를 먹여 키운다. 그러한 육류를 먹으면 인체에도 잔류될 수밖에 없다.

넷째, 황폐해진 토지, 지구 온난화 기후, 미세먼지 속에서 자란 농산물의 영양소는 거의 85퍼센트가 손실되었다는 보고가 있다. 거기에 대량생산을 위해 GMO유전자변형작물을 재배하고 농약을 살포하면서 잔류 농약과 생태계 위협까지 문제가 된다. 또한, 유기농으로 키웠다고는 하지만, 표기된 농약 외에 다른 물질의 농약으로 대체해서 길러내고 있으므로 진실을 알아야 할 필요가 있다.

다섯째, 방사능, 환경호르몬, 중금속에 오염된 수산물을 먹는 인간은 먹이사슬의 가장 꼭대기에 있어서 피해가 가장 클 수밖에 없다.

전 세대가 영양 결핍 상태

요즘은 전 세대가 영양 결핍 상태라고 한다. 음식문화는 날이 갈수록 다채롭게 발전하여 눈과 입이 즐거워졌지만, 정작 우리 몸에 필요한 영양소는 없이 배만 채우게 된 것이다.

이렇게 과거에 섭취했던 식자재의 영양소가 반 토막이 되어버린 만큼, 그나마 음식물을 통해 제대로 영양소를 섭취하는 방법이 현대인의 건강한 삶을 위한 중요한 열쇠가 되었다. 일상에서 식자재를 무심코 다루던 습관이 그나마 있던 영양소를 훼손하여 버리지는 않았는지 점검해봐야 한다.

조리법만으로 영양소를 최대한 흡수하기

일본의 하마 히로노부는 《그 조리법, 영양소의 90퍼센트를 버리고 있어요》에서 식자재를 다루는 요령에 따라 영양소 섭취율이 달라진다고 말한다.

채소를 보관할 때는 보관 장소나 기간, 보관법에 따라 영양소를 최대한 얻을 수 있다. 손질 방법에 따라 섭취할 수 있는 영양소의 비율이 달라지며, 조리 방법에 따라서도 같은 영양소를 최대 몇 배나 끌어올릴 수 있다. 식자재의 영양소를 최대한 놓치지 않고 섭취해야 몸 구석구석까지 영양소를 채울 수 있다.

고구마는 껍질의 흙을 털어낸다고 수세미로 박박 문질러 씻으면 칼슘이 모두 사라지고, 약한 불에서 천천히 익혀야 맥아당이 5배로 증가하여 달수록 몸에도 좋다.

풋콩은 구워서 찌면 비타민C가 2배로 올라가고, 곶감이 감보다 암 예방 효과가 4배 더 높다. 실내에서 재배된 표고버섯에는 비타민D가 없으므로 1시간 정도 햇볕을 쬐면 비타민D가 10배로 증가해 칼슘의 흡수를 높인다.

토마토는 자를 때 과육이 흘러나오면 아까운 아미노산을 다 버리게 된다. 자를 때 꼭지 뒷면의 흰색 선을 피해서 잘라 씨가 포함된 과육을 제거하지 않도록 한다. 상온에서 보관하여 껍질까지 모두 섭취하게 되면 항산화 성분인 리코펜이 최대 60퍼센트 증가한다.

수박은 씨를 뱉으면 비타민의 90퍼센트도 같이 뱉는 셈이므로 수박씨까지 섭취하는 것이 좋다. 우유를 전자레인지에 따끈하게 데워 먹으면 비타민이 절반으로 줄어든다고 한다.

당근은 잘라서 바로 사용하기보다 하루 이틀 상온에 두었다가 써야 최대 효과를 볼 수 있다. 절단 스트레스로 오히려 비타민C가 증가한다. 기름에 볶아야 베타카로틴을 충분히 흡수할 수 있다.

무병장수를 위한
대처법

장수의 개념

단순히 오래 살기만 하면 장수일까? 장수는 오래 사는 것이 기본 개념이지만, 어떻게 사느냐가 더 중요하다. 삶의 길이가 아니라, 질적인 부분이 더 중요하다. 100세 장수 시대로 진입하면서 많은 사람이 80세까지도 거뜬하게 살아간다.

그런데, 평균적으로 65세부터 본격적으로 약을 처방받으면서 하루에 한주먹씩 약을 복용하면서 살아간다. 즉, 오래 살고 있지만 저마다 고혈압, 당뇨, 관절염, 암 등과 같은 만성 질환을 앓으면서 먹고 싶은 것 못 먹고, 하고 싶은 것에 제한을 받으며 사는 것이다. 그저 오래 사는 것과, 건강한 몸으로 길어진 인생을 즐기며 사는 것은 이제 본인의 선택에 달렸다.

우리가 질병에 걸리는 이유

건강하게 장수하는 것, 즉 무병장수하려면 식생활이 매우 중요하다. 장수하는 사람들의 특징을 보면 해조류, 콩과 같은 식물성 단백질, 신선한 채소 섭취, 통곡물을 섭취한다는 공통점이 있다. 건강한 식이요법이라는 것은 사실 누구나 알지만 거의 제대로 실천하고 있지 않기에 문제가 생긴다.

사람의 DNA는 인류 탄생 초기부터 바뀌지 않았는데, 초기 인류는 앓지 않았던 성인병, 만성 질환을 현대인은 누구나 한두 가지씩은 앓게 되고 말았다.

하루 일상을 돌아보면 우리는 적지 않은 시간을 먹는 데 소비하고 있다. 사람을 만나 이야기할 때도 테이블 위에는 다과가 있다. 하루 3번 흰쌀밥을 먹고, 후식으로 당분이 가득한 다과와 음료를 마시고, 스트레스를 받으면 폭식을 하고, 밤이 되면 술자리 모임을 하며 술과 안주를 먹는다. 힘들어도 음식으로 해소하고, 기쁜 일이 있어도 음식으로 보상받는다.

그런데 이러한 습관이 각종 병의 원인이 되고 말았다. 수명은 신의 영역이겠지만, 생활 습관을 개선하는 작은 차이가 수명을 고무줄처럼 늘릴 수도 줄일 수도 있다.

먹고 싶은 것 다 먹고 잘못된 식습관을 해도 당장은 건강할 수 있다. 그러나 노화가 진행될수록 쉽게 병에 노출될 수 있다. 생활 습관 중에서 식습관 하나만이라도 바꾸면 대부분 병을 예방할 수 있고, 약에 의존하지 않고 병을 고칠 수도 있다.

무병장수하는 비결 세 가지

장수를 연구하는 학자들은 수명의 '25퍼센트는 유전자와 관련이 있고, 나머지 75퍼센트는 주변 환경 및 생활 습관과 관련이 있다' 고 주장한다. 무병장수를 위한 본인의 의지만 있다면, 얼마든지 바꿀 수 있는 대처법을 소개해본다.

첫째, 최대한 단순한 재료의 음식을 먹는다.

특히, 정제된 탄수화물을 제한할 필요가 있다. 현대인은 탄수화물 중독이라고 할 정도로 부드럽고 고소하고 바삭한 음식을 선호한다. 인체는 탄수화물을 통해 에너지를 얻는다. 에너지로 활용하고 남은 탄수화물은 글리코겐의 형태로 간과 근육에 저장되고, 그리고도 남으면 중성지방으로 합성되어 체지방으로 저장된다.

흰쌀밥, 면, 음료수, 빵과 떡, 과자와 같이 인간의 손을 거쳐 정제된 탄수화물은 정제하는 과정에서 몸에 좋은 영양소가 거의 손실되며, 식이섬유가 없어서 포만감은 낮고 칼로리는 높다. 소화 흡수가 빨라 혈당을 급격하게 올리고 또 금세 떨어지게 한다. 가짜 허기를 느끼게 하여 과식하게 만들고 결과적으로 살이 더 잘 찐다.

무엇보다 정제된 탄수화물에는 고단백, 고지방의 재료가 함께 첨가되므로 추가되는 칼로리가 어마어마하다. 그렇다고 탄수화물을 제한하면 안 된다. 자동차에 기름을 넣어야 차가 움직이는 것처럼, 인체도 탄수화물을 주된 에너지원으로 사용하므로 탄수화물은 반드시 섭취해야 하는 영양소다.

그러려면 어떻게 섭취해야 할까?

식사 외의 군것질을 피하고, 자연 그대로의 통곡물과 콩류, 채소, 비타민과 미네랄, 식이섬유가 풍부한 해조류와 버섯류를 더 많이 먹어야 한다. 부드럽고 달콤한 음식보다 식감이 거칠더라도 딱딱하고 오래 씹는 음식을 먹어야 한다.

둘째, 소식해야 한다.

얼마나 먹느냐에 따라 천천히 혹은 빨리 늙을 수 있고, 더 오래 혹은 더 짧게 살 수 있다. 장수 유전자는 칼로리를 제한한 상태에서 더 활성화된다는 사실이 밝혀짐에 따라 우리나라는 한때 1일 1식 끼니법이 유행을 타기도 했다. 지금도 그 원리를 이용하여 소식하거나 단식하면서 열량을 제한하고 몸 안의 독소를 배출하며 건강을 되찾는 사람들이 늘어나고 있다.

열량을 제한할수록 체지방이 감소되고 대사율이 떨어져 세포의 생리적 및 기능적 손상을 억제할 수 있다. 이는 노화 관련 질병의 발병을 억제하여 수명을 연장하는 효과가 있다. 칼로리를 적게 섭취할수록 노화의 주범인 활성산소가 훨씬 적게 만들어진다는 원리를 이용한 결과다.

식습관은 사람의 수명에 매우 큰 영향을 미친다. 음식을 많이 먹으면 신체의 모든 장기의 기능이 음식물을 소화하고 흡수하고 배출하느라 쉬지 않고 일해야 한다. 그래서 일찍 노화되며 겉모습도 쉽게 늙고 수명이 짧아져서 빨리 죽는다.

동물 중에 오직 인간만이 위장의 120퍼센트까지 채우면서 먹고 포만감을 느끼며 만족해한다. 그러나 동물은 위장의 80퍼센트까지만 채우고, 아프면 먹지 않는다. 무병장수하기 위한 가장 간단하고 쉬운 방법은 먹고 싶은 양의 70퍼센트 즉, 3분의 2만 먹는 것이다.

셋째, 내 아이에게 주는 밥상이라고 생각하고 먹는다.

부모는 아이에게 가장 좋은 것을 먹여주고 싶다. 탈이 날까 봐 오래된 음식, 탄 음식, 맵거나 짠 자극적인 음식은 주지 않는다. 당연히 술과 담배는 절대로 권하지 않는다. 제철 채소와 신선한 과일 등 몸에 좋은 것만 먹인다. 첨가물이나 인공조미료가 가득한 가공식품, 발색제가 들어간 가공육, 패스트푸드는 주고 싶지 않다. 좋은 식자재로 직접 만든 집밥을 먹이고 싶다.

몸에 안 좋다는 것을 몰라서 그랬지, 알고 나서는 절대 주지 않는 것이 부모 마음이다. 이런 마음으로 내 몸에도 해로운 음식을 밀어넣지 말자. 내 몸은 음식물 쓰레기통이 아니다.

아무리 건강에 좋은 식품이라 할지라도 꾸준히 섭취하지 않고, 일시적으로 먹어서는 건강에 크게 도움이 되기 어렵다. 미래는 준비하는 자의 것이고, 성공은 실천하는 자의 것이다. 평소 올바른 식습관을 통해 평생 얼마나 지속적으로 실천하느냐가 건강 유지의 관건이다.

3장

내 몸을 지키는
건강의 놀라운 삼각관계

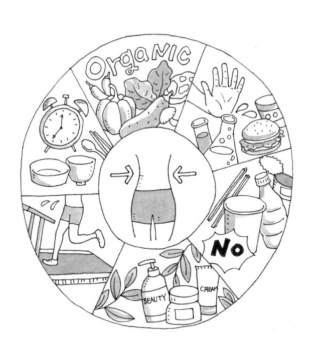

삶은 편리해졌지만,
수많은 화학물질 덩어리가
주변을 둘러싸고 있다.

식자재 대부분은 가공 먹거리이며,

외출할 때는 미세먼지 농도부터 확인해야 할 정도로

공기의 질까지 건강을 위협한다.

먹고 숨 쉬고 생활하는 전반에 걸쳐 오염물질이

입, 호흡기, 피부 등을 통해 인체에 차곡차곡 쌓이고 있다.

일반적으로 자연환경에도 독소는 존재한다.

태생적으로 인간은 자연적인 독소에는

적응하는 능력이 있다.

그러나 자연환경에 존재하지 않은

화학물질합성살충제, 다이옥신, 유기물질, 포름알데히드 등은

우리 몸이 처리할 수 없다.

무서운 점은 자연적은 독소는 냄새나 색깔, 맛을 통해

방어할 수 있지만, 인체에 유해한 합성물질은

냄새도, 맛도 느낄 수 없어서

소리 없이 생명력을 갉아먹는다는 데 있다.

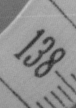

쉴 틈 없이 숨을 쉬고,
음식을 먹고,
배설하고 배출하면서
태어나 죽을 때까지
쉬지 않고 일을 하는
내 몸속의 장기에
과부하가 걸리면 어떻게 될까?

과식으로 위가 힘들어하고,
나쁜 것을 해독하느라 간이 지치며,
나쁜 공기는 폐를 상하게 한다.
사람도 9시에 출근하여 6시에 퇴근을 하면
더는 일을 하고 싶지 않듯이,
장기도 쉴 시간이 필요하다.
과부하가 걸려 어느 한 곳이라도
이상이 생기면 건강 전체에
경고등이 켜진다.

❶

모든 질병은
장에서 시작되었다

장은 '제2의 뇌'

모든 병의 근원은 장腸에서 시작한다. 장은 나무로 비유하면 뿌리와 같다. 뿌리를 통해 양분을 흡수해 성장하고 생명을 유지하듯, 인체도 장을 통해 영양소를 흡수하고 생명을 유지한다. 좋은 음식을 먹어도 장이 건강해야 영양분을 잘 흡수할 수 있으며, 장이 좋아야 흡수율이 빨라져 회복과 재생이 빨라진다.

무엇보다 장이 건강해야 뇌와 정신이 건강해지고 치매에 걸릴 확률도 줄어든다. 장과 뇌를 연결하니 비약이 심한 것 같지만, 최근 잇따라 발표되는 연구에서 이를 입증하고 있다. 바로 미국의 신경 생리학자 거숀 박사의 '장-뇌 연결축Gut-Brain

Axis' 이론이다. 장에 존재하는 미생물이 뇌와 장을 연결하는 신호전달 역할을 수행해 영향을 미친다는 것이다. 그래서 장을 '제2의 뇌' 라고도 한다.

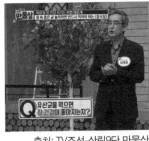
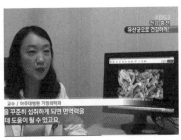

출처: TV조선-살림9단 만물상　　　　　출처: KBS2-아침 뉴스타임

장 건강의 중요성은 소화·면역을 넘어 이제 뇌·정신 건강의 영역까지 확대되고 있다. '장이 건강해야 장수한다' 라는 옛말이 과학적으로 입증되었다. 스트레스를 받았을 때 소화 장애가 생기거나 체했을 때 머리가 아픈 것도 장-뇌 연결축 이론으로 설명된다. '행복 호르몬' 으로 불리는 신경전달 물질인 세로토닌의 95퍼센트가 장에서 만들어진다는 사실이 이를 뒷받침한다. 그래서 이러한 특정 미생물이 없으면 '마음의 감기' 라고 하는 우울증에 걸릴 수도 있다.

섬유소가 많은 채소나 청국장, 요구르트, 치즈 같은 발효식품처럼 장 건강에 도움이 되는 음식들은 뇌 건강에도 도움이 된다는 연구도 있다. 이젠 하수구처럼 대수롭지 않게 여겼던

장의 소리에 귀를 기울여 장 건강에 도움이 되는 음식을 챙겨 먹는 습관을 기르는 것이 현명하다.

유산균이 장에 미치는 영향

인체에는 미생물이 사는데 100조 마리가 넘는다. 장에는 100가지가 넘는 미생물이 살고, 모두 합치면 1킬로그램이 넘으며 면역 세포의 70퍼센트 이상이 분포하는 최대의 면역 기관이라고도 할 수 있다. 따라서 장 상태에 따라 면역력이 달라지며, 건강해지려면 장이 튼튼해야 한다.

장내 세균 중 유익균과 유해균의 비율이 8:2일 때, 가장 건강한 구성이라고 볼 수 있다.

유익균은 유해 세균의 증식을 막아 면역력을 조절해주고, 피부질환을 개선하고, 비만 및 대사증후군을 억제하는 효과 등이 있다. 또한, 소화를 돕고 비타민을 합성하여 건강한 장을 구축한다.

외부에서 나쁜 균이 들어오면 싸우는 역할을 하는데, 그때 만들어내는 것이 바로 가스다. 변비나 설사에도 유산균이 효과가 있다는 말은 근거가 없다. 변비에는 충분한 수분과 식이섬유가 더 효과가 있다. 황금색 변을 본다면 유익균이 많고,

갈색에 냄새가 지독하다면 유해균이 많다.

건강한 장 환경의 필수 조건은 균형 잡힌 건강한 식습관에 달려 있다. 유익균이 좋아하는 유산균과 올리고당, 식이섬유와 발효식품을 많이 먹고, 유해균이 좋아하는 패스트푸드, 밀가루 음식, 가공식품, 청량음료 등을 피해야 한다. 쉽게 말하자면 유익균은 음식을 발효시키고, 유해균은 음식을 부패시킨다. 항생제, 항염제, 식품첨가물, 환경호르몬 때문에 장내에 유해균이 증가하기도 한다. 따라서 항생제와 같은 의약품을 장기간 복용할 경우에는 유산균도 함께 섭취해줘야 장 건강을 지킬 수 있다. 유익균의 비율을 높이려면, 채식과 유산균이 다량 함유된 김치, 된장, 청국장 등의 발효식품을 많이 섭취하는 것이 좋다.

또 다른 방법은 유산균프로바이오틱스을 직접 섭취하는 것이다. WHO세계보건기구는 프로바이오틱스를 '적절한 양을 섭취했을 때 건강에 이로운 작용을 하는 엄격히 선별된 살아있는 균'으로 정의한다. 식품의약품안전처는 하루 보장균수 100억 마리 이상을 섭취할 경우 충분한 결과를 볼 수 있다고 했다. 또한 '유익한 유산균 증식, 유해균 억제, 배변활동 원활'일 때 그 효과를 인정한다.

유산균 제품을 선택할 때는 '장내 생존율'을 기억하는 것이 좋다. 균 자체가 아무리 좋아도 장까지 살아서 도달하지 못하면 아무 소용이 없다. 유산균이 장까지 살아서 가려면 위산과 담즙을 견뎌야 하기 때문이다. 소화 과정에서 위산이나 담즙, 여러 가지 소화효소에 의해 90퍼센트 이상은 죽고 나머지 10퍼센트만 살아남는다.

유산균은 종류가 다양하고 각각의 효능도 각양각색이다. 따라서 유산균을 섭취할 때는 과대광고에 속지 말고, 최대한 다양한 종류의 유산균을 섭취하는 것이 좋다.

대장암을 예방하는 식이섬유

식이섬유는 소화효소로 분해되지 않으므로 칼로리가 없으며, 오래 씹어야 하므로 포만감을 주어 식사량을 줄여준다. 평소 식이섬유를 많이 섭취하지 않으면 음식 찌꺼기가 대변으로 만들어지지 않아 변비에 잘 걸린다. 그래서 식이섬유의 양은 대변의 양과 비례한다. 식이섬유가 충분할수록 대변량이 늘어나고 배변활동도 부드럽고 원활하게 이루어진다. 식이섬유는 일일 최소 권장량인 25그램씩 꾸준히 먹으면 된다.

식이섬유가 부족해지면 대장암에 걸릴 확률이 높다. 김치,

나물을 즐겨 먹는 한식에서 점차 서양식 식단으로 바뀌면서 탄수화물과 단백질 섭취가 많아졌다. 육류와 동물성 지방을 먹으면 이를 소화하기 위해 담즙산의 분비가 촉진된다. 육류는 소화하는 데 시간이 오래 걸려 장에 음식물이 머무는 시간이 길어지면서 대장 점막세포가 손상되면서 암세포가 발생하기 좋은 환경이 만들어진다. 그러므로 식이섬유를 충분히 섭취해야 음식물이 장을 통과하는 시간이 짧아지고 대장 안의 유익한 세균에 영향을 미쳐 발암물질의 작용을 억제할 수 있다.

식이섬유는 물에 잘 녹는 수용성과 물에 녹지 않고 거칠거칠한 불수용성으로 나뉜다. 수용성 식이섬유가 많이 함유된 식품으로는 해조류, 버섯, 과일 등이 있다. 수용성 식이섬유는 물에 잘 녹으므로 소화가 서서히 되어 포만감을 주어 식욕 조절과 비만 방지에 도움을 준다. 탄수화물 흡수를 지연시켜 혈당이 상승하는 것을 막고 나쁜 콜레스테롤 수치를 낮춰준다.

물에 잘 녹지 않는 불수용성 식이섬유는 수분을 흡수하여 대변의 부피를 증가시키고 장 운동을 활발하게 하여 대장 속 유해균 배출을 촉진시키고 변비 예방에 효능이 있다. 채소나 곡류, 견과류, 콩 등에 많은데, 많이 섭취하면 장을 자극하여 설사와 복부팽만 증상이 올 수 있다.

식이섬유 잘 섭취하는 방법

1. 식이섬유 함량이 20% 이상인 음식: 대표적으로 채소류, 곡류, 과실류, 해조류, 콩류에 많다. 고구마, 버섯, 브로콜리, 토마토, 당근, 된장, 보리, 깻잎, 대추, 검정콩, 노란콩, 참깨, 말린 고사리, 곶감, 김, 마른미역, 다시마, 고춧가루, 청국장 분말 등이다. 충분한 양의 물과 함께 섭취한다.

2. 식이섬유를 잘 섭취하기 위한 조리방법: 삶거나 찌고, 굽는 방법으로 먹는다. 기름에 튀기거나 볶는 조리법은 지방에서 나오는 독소가 장에 장기적으로 악영향을 미칠 수 있다.

발효가 준 최고의 선물, 청국장의 효능

필자는 생청국장을 매일같이 먹어 온 지가 벌써 20년이 지났다. 20년 전에는 30대의 젊은 나이인지라 건강에 대해 무지했고, 젊음만 믿고 과음하거나 과로로 인해 건강이 상당히 나빠졌다. 얼굴 혈색이 점점 어두워지고 건강미를 잃어가는 모습을 본 장모님께서 청국장이 건강에 좋다는 얘기를 들으시고 청국장을 만들어주셔서 먹기 시작한 것이 계기가 되었다.

청국장의 주원료인 콩의 주요 구성 성분은 다음과 같다.

- 단백질 35~40%, 지방 15~20%, 탄수화물 30%, 식이섬유, 비타민A, B1, B2, B6, D, E 등, **무기질**칼슘, 칼륨, 나트륨, 인, 철분, 마그네슘, **수분** 등.

콩은 이렇게 이로운 성분이 다양하게 함유되어 있어 '밭에서 나는 쇠고기'라는 별칭이 붙을 정도로 최고의 자연 건강식품이다.

콩을 청국장으로 발효시킬 경우, 이틀 후면 콩 한 수저당 무려 10조 마리나 되는 바실루스 서브틸리스균이 증식하는데, 콩 단백질의 체내 흡수율이 95~98%에 이른다. 이러한 균을 온전히 흡수시키려면 끓이는 것보다 생으로 먹을 때 균이 모두 살아 있어 더 유익하다. 끓여 먹는 청국장찌개가 더 좋다면 마지막에 청국장을 넣는 게 좋다.

성인병을 예방하는 청국장의 효능은 다음과 같다.

(1) 고혈압과 동맥경화를 예방한다

청국장 발효과정 중에 생성되는 단백질 분해효소는 청국장을 섭취하게 되면 혈관을 타고 들어가 혈전의 주성분인 피브린을 용해시키는 혈전용해효소가 되어 혈관 청소부 역할을 한다.

콩을 규칙적으로 섭취하면 동맥경화의 원인이 되는 것으로 알려진 LDL 콜레스테롤 수치와 중성지방 수치를 낮춘다. 오메가-3 지방산이 많이 들어 있어 HDL 콜레스테롤 수치를 높여 동맥경화, 심장병 같은 혈관계 질환의 발생 위험을 낮춰주는 것으로 밝혀졌다.

(2) 항암 효과가 있다

콩의 화이토케미컬이라는 생리활성 성분이 암 예방에 관여한다. 여러 가지 역학조사 및 연구 결과에 따르면 콩을 많이 섭취하는 동양인이 유방암, 난소암, 전립선암 등의 성호르몬 관련 암에 걸릴 확률이 서양인보다 월등히 낮은 것으로 밝혀진 것이 그 증거다.

청국장 발효 과정에서 끈적이는 물질인 폴리감마글루탐산은 자연적으로 발생하는데, 미생물이 콩을 섭취하고 배설하는 일종의 대사물질이다. 이 물질이 면역력을 활성화시켜 암세포를 사멸시킨다.

(3) 골다공증 예방과 노화 억제 효과가 있다

콩은 골밀도를 유지하고 높이는 효능이 있어 골다공증의 예방과 치료에 효과가 있다. 콩의 이소플라본은 칼슘이 뼈에서 녹아 나오는 것을 방지해 줄 뿐만 아니라, 칼슘 흡수율을 높이는 비타민D의 활성에도 도움을 준다. 콩에 함유된 칼슘은 흡수가 잘 되기 때문에 골다공증 예방에도 좋다.

특히, 이소플라본은 에스트로겐 효과 때문에 폐경 이후 여성의 갱년기 질환, 심혈관계 질환, 골다공증과 암과 같은 질병을 예방하거나 치료하는 효과가 있다. 콩을 많이 먹으면 치매를 예방하고, 머리가 좋아진다. 이는 레시틴이 뇌세포의 활동에 관여하는 아세틸콜린이라는 신경전달물질의 원료가 되기 때문이다.

(4) 피부미용과 다이어트에 좋다

콜라겐의 대사를 활성화한다. 콜라겐은 기미나 주름에 효과를 발휘하는 필수 성분인데, 콩의 이소플라본은 이 작용을 활성화시켜 피부를 아름답고 건강하게 유지시켜 줌으로써 노화방지에도 기여한다.

콩에 함유된 비타민B1은 탄수화물을 효율적으로 에너지화하며, 다이어트에 효과적인 역할을 한다. 비타민B2는 지질의 대사나 단백질 합성에 도움을 주고, 피부나 점막을 정상 상태로 유지시킨다.

(5) 변비를 예방하고 치료한다

청국장 1g에는 10억 마리의 젖산균이 있는데, 이는 일반 유산균 음료 함유량의 1,000배에 달하는 양이다. 청국장의 젖산균은 변비와 설사 예방에 좋다. 청국장에 함유된 식이섬유와 바실루스 균이 대장 속에 있는 유산균의 증식을 도와 유익균의 비중을 높여 주며 대장 기능이 활성화되어 배변 활동을 도와주어 변비와 설사 치료에 도움이 된다. 대장이 건강하면 대장암 예방은 물론 면역력을 향상시키는 데도 큰 도움이 된다.

(6) 당뇨병을 예방하고 치료하는데 도움이 된다

당뇨병은 고혈당을 특징으로 하는 대사질환으로 췌장에서 분비되는 호르몬인 인슐린이 부족하거나 인슐린의 작용이 저하되어 생기는 만성퇴행성 질환이다. 청국장이 당뇨에 좋은 이유는 청국장이 발효될 때 만들어지는 바실루스 균에 의해 단백질이 분해될 때 생성되는 아미노산이 혈당을 분해해주기 때문이다. 또한, 콩의 풍부한 식이섬유가 급격한 혈당 상승을 억제하므로 당뇨병을 예방하고 치료하는 데 도움이 된다.

❷

몸의 독소를 배출해야
병을 막을 수 있다

살려면 독소를 배출해야 한다

삶은 편리해졌지만, 수많은 화학물질 덩어리가 주변을 둘러
싸고 있다. 식자재 대부분은 가공된 먹을거리이며, 외출할 때
는 미세먼지 농도부터 확인해야 할 정도로 공기의 질까지 건
강을 위협한다. 먹고 숨 쉬고 생활하는 전반에 걸쳐 오염물질
이 입, 호흡기, 피부 등을 통해 인체에 차곡차곡 쌓이고 있다.

일반적으로 자연환경에도 독소는 존재한다. 태생적으로 인
간은 자연적인 독소에는 적응하는 능력이 있다. 그러나 자연
환경에 존재하지 않은 화학물질합성살충제, 다이옥신, 유기물질, 포
름알데히드 등은 우리 몸이 처리할 수 없다. 무서운 점은, 자연적

인 독소는 냄새나 색깔, 맛을 통해 방어할 수 있지만, 인체에 유해한 합성물질은 냄새도, 맛도 느낄 수 없어서 소리 없이 생명력을 갉아먹는다는 데 있다.

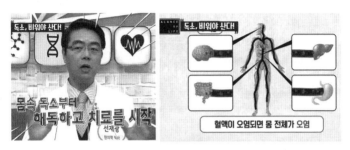

출처: 채널A-나는몸신이다

이러한 오염물질은 독소가 되어 체내에 악영향을 끼친다. 체내에 들어온 음식은 몸속에 나쁜 곰팡이를 자라게 하고, 장내 유해균은 독소를 만들어 혈액을 통해 온몸으로 퍼져 수많은 질병을 유발한다.

특히, 유해균이 장에서 만들어낸 독소는 세로토닌의 합성을 방해하여 장의 연동 운동을 저하시켜 변비가 생기고, 독소를 축적시켜 미생물 생태계를 교란시킨다. 그로 인해 고혈압, 당뇨, 고지혈증 등과 같은 질환이 발생하기 쉬워진다. 특히, 가공된 먹거리를 먹는 아동과 청소년에게서도 성인병이 발생하기도 한다니 더욱 심각하다.

체내에 축적된 환경독소는 정신까지도 병들게 하여 뇌 건강까지 위협한다. 특히, 환경 독소는 체내 지방층에 잘 달라붙는 성질이 있다. 인체에서 지방이 가장 많은 곳은 뇌인데, 뇌에 독소가 축적되면 뇌세포의 노화가 촉진되고, 신경전달물질이 합성하고 작용하는 데 방해를 받는다. 그래서 스트레스에 취약해지고, 감정 컨트롤이 약해져 우울증이나 충동성, 폭력성이 증가한다. 또한, 기억력이나 인지기능이 떨어지기도 한다.

비만의 진짜 원인

최근 미국에서 비만의 진짜 원인이 발견되었다. 일상생활에서 무의식 중에 체내로 흡수되는 '어떤 물질'이 비만을 유발한다는 것이다. 바로 '오비소겐'이라 불리는 물질이다.

오비소겐은 내분비 교란 물질로, 비만을 뜻하는 'obese'와 물질을 가리키는 '-gen'을 조합한 신조어다. 지방 세포의 생산과 저장 용량을 늘려 비만을 일으키는 화학물질로, 몸의 기능을 떨어트리고 유전자를 변형시키는 나쁜 유해 물질이다.

오비소겐은 한마디로 '환경 독소'로서 체내로 흡수되어 비만 체질을 만들고, 각종 질병을 유발한다. 지방대사 및 인슐린 농도에도 관여하여 대사성 질환을 일으킨다. 밀폐용기, 캔, 생수통, 영수증 용지, 비닐팩 등에 함유된 비스페놀A는 내분비계를 교란시키는 일종의 나쁜 호르몬과 같은 역할을 한다.

이러한 환경호르몬은 전립선암과 유방암, 남아의 비뇨생식 기관의 이상, 남성의 정자 수 감소, 여아의 성조숙증, 인슐린 저항성 당뇨나 비만을 포함한 대사 이상, 주의력 결핍 과잉행동증후군과 같은 신경 및 행동상의 이상 증상의 원인이 될 수 있다.

오비소겐은 나와는 먼 이야기 같지만, 실체를 알면 끔찍한 일이 나도 모르게 내 몸에서 벌어지고 있다. 화장하며 립스틱을 바르고, 아침에 출근하면 종이컵에 뜨거운 커피를 타 마시고, 점심은 패스트푸드나 플라스틱 용기에 담긴 뜨거운 음식을 먹고, 저녁에는 편의점에서 맥주와 과자를 먹는다. 잠들기 전까지 스마트폰을 하다가 알람을 맞춰 머리맡에 두고 잔다. 우리가 모르는 사이에 먹고 마시는 식품에서 생필품까지 오비소겐은 생활 곳곳에 침투해 있었다. 그리고 그동안 비만을 초래하는 물질을 먹고, 마시고, 만지고, 흡입하며 살아온 것이다.

비만에서 벗어나는 아주 간단한 해결법

불행하게도 현대인은 환경에서나 먹는 음식에서나 너무 많은 독소에 노출되어 있다. 살충제, 플라스틱, 프탈레이트, 비스페놀A, 방염 물질, 수은, 납, 비소와 같은 중금속과 산업 혁명 이후에 발명하여 도입한 8만 여 종류의 화학물질들과 같은 독소들이 그렇다.

그렇다면, 이러한 오비소겐에서 벗어나면 아주 간단하게 비만에서 벗어나 건강해질 수 있지 않을까?

목표 체중으로 가기 위해 식사를 제한하고, 힘들게 운동하면서 자신을 억제하지 않아도 비만으로 가는 식사법과 생활 습관만 개선하면 살이 빠지고 건강해지는 일석이조의 효과를 누릴 수 있다. 우선 환경호르몬의 노출과 접촉을 줄이고, 이미 체내에 흡수되었다면 독소를 빨리 배출시키면 된다.

첫째, 오비소겐의 체내 유입을 막기 위해 먹거리에 유의한다.

유기농 재료를 먹는다. 유기농 채소나 목초를 먹여 기른 고기를 먹는다. 가격은 비싸지만, 비싼 가격만큼 첨가제와 독소로부터 인체를 보호할 수 있다. 그리고 수은 함유가 많은 몸집이 큰 물고기 섭취를 피한다. 참치나 고등어보다는 꽁치나 조개류가 좋다. 먹이사슬의 상위에 있을수록 독소가 농축되어 있다.

깨끗한 물을 마신다. 역삼투압 필터를 사용하여 정수된 물을 1리터 이상 마신다. 브로콜리, 양배추, 케일, 청경채를 간주스나 면역력 향상에 좋은 마늘, 생강, 양파, 강황을 자주 먹는다. 음식 섭취가 어려우면 아연, 비타민B와 C, 셀레늄을 섭취한다.

둘째, 건강한 장을 만든다.

화학식품을 밥상에서 추방해야 한다. 가공식품에 쓰이는 향미제, 감미료, 방부제, 색소, 유연제 등은 다양한 형태로 유통기간을 늘린다. 맛과 향, 색을 인위적으로 내기 위해 첨가물까지 써서 몸에 좋을 것이 없다. 정제염과 정제당, 인스턴트 가공식품 등을 자주 섭취하면 장의 환경을 나쁘게 악화시킨다.

이렇게 음식물로 직접 흡수한 오비소겐을 배출하려면 유산균이나 식이섬유가 많은 음식을 먹어야 한다. 이때 빨리 먹거나 과식하면 좋지 않다. 또한, 음주, 스트레스, 패스트푸드, 정제한 밀가루도 장 손상을 가속화시키기 때문에 해롭다.

고기는 조금씩 잘 씹어서 먹고 다량의 채소와 함께 먹는다.

단백질은 소화시키는 데 시간이 오래 걸리는데 자주 과잉섭취하면 장내 질소가 가득 차서 부패하게 되는데, 이는 장내 기능을 떨어트려 면역력이 저하된다.

셋째, 생활을 편리하게 하는 생필품 사용을 줄인다.

뜨거운 물에 견딜 수 있도록 안쪽에 내열·방수 코팅제를 사용한 종이컵보다는 머그잔이 좋으며 빨대 없이 마시면 더욱 좋다. 표백제를 사용한 나무젓가락, 알루미늄으로 만든 캔·통조림·알루미늄 포일을 피한다. 정신질환과 비만을 유발하는 환경호르몬 비스페놀A로 만든 플라스틱 용기나 페트병 등도 피한다.

폴리카보네이트PC 재질로 만든 제품에 뜨거운 음식을 담거나 전자레인지에 데우지 않는다. 플라스틱은 홈집이 생기면 환경호르몬이 다량 녹아 나오므로 즉시 버려야 한다. 코팅 프라이팬이나 냄비, 랩, 비닐봉지 등 안전한 플라스틱은 없다는 사실을 기억하자. 유리, 스테인리스, 철제가 안전하다.

넷째, 발색이 좋은 화장품을 피한다.

립스틱과 아이섀도의 발색이 좋고 오래 지속될수록 납과 중금속의 해로움이 크다. 파라벤, 페녹시에탄올, 톨루엔 등 유해성이 알려졌는데도 화장품에 여전히 첨가되어 논란이 되고 있다. 천연화장품이나 무첨가, 유기농제품을 골라서 사용하고 제품 뒤 성분표를 잘 살펴보고 고른다.

다섯째, 운동으로 땀을 낸다.

독소와 노폐물 배출은 신체의 자연스러운 현상이다. 가벼운 유산소 운동은 뇌에 산소를 보내주어 뇌에 산소와 영양소 공급을 원활하게 해준다.

시간을 내어 운동하기 어렵다면 편리함에 깃든 생활에서 활동할 방법을 찾는다. 엘리베이터 대신 계단 이용하기, 자가용 대신 도보나 자전거 이용하기, 일하다가 1시간에 한 번씩 기지개를 켜며 스트레칭하기 등이다.

여섯째, 단식으로 몸을 비운다.

이상적인 식사량의 비율은 아침:점심:저녁을 3:2:1로 먹는 것이다. 특히, 오후 7시부터 다음날 오전 7시까지 하루의 반은 몸을 비운다. 하루 동안 쌓인 신체적·정신적 노폐물이 걸러지면서 자연스럽게 배출과 해독이 이루어진다.

이렇게 생활 습관을 점차 개선하여 오비소겐이 없는 생활을 만들면 점점 많은 부분에서 변화를 체감할 수 있다. 일단 체중이 줄고, 피곤하지 않으며, 피부가 좋아지고 수면의 질이 높아져 삶의 질이 향상되는 효과가 있다.

건강하지 못한 몸에는 반드시 원인이 있고, 그 원인은 음식물과 주변 환경에 있다. 몸에 이상 증상이 생겼다면, 증세의 원인을 하나하나 찾아봐야 한다. 몸에 해로운 독소는 생활 곳곳에 있으며 당장 실천할 수 있는 일부터 시작하는 것이 좋다.

해독력을 높이는
생활 방식

우리 몸을 해독시키는 데 필요한 조건

우리 몸은 폐, 간, 신장 등의 기관과 대소변, 호흡기, 땀 등을 통해 꾸준히 독소를 배출하고 있다. 그러나 체내 독소량이 우리 몸이 감당할 수준을 넘으면 신체 고유의 방어시스템이 제대로 작동하지 못한다. 이로 인해 피로, 혼란, 압박감, 정신질환 등을 초래한다. 두통, 관절통, 호흡기 질환, 요통, 알레르기, 불면증, 우울증, 음식물 알레르기, 관절염, 변비, 치질, 궤양, 가려움증, 여드름 등의 증상도 나타난다.

오비소겐이 몸에 해롭다는 것을 알면 알수록 더는 몸에 들어오지 않도록 예방하고 방어하는 것이 얼마나 중요한지 알아야 한다. 그렇다면, 이미 체내에 유입된 오비소겐을 어떻게 해독하여 몸 기능을 다시 높일 수 있을까?

몸을 해독시키려면 다음과 같은 조건이 필요하다.

☞ 균형 잡힌 영양소, 충분한 수분 섭취, 신선한 산소, 일광욕, 장 건강, 수면의 질, 오비소겐이 없는 생활 방식

독소를 해독하는 간의 중요성

해독을 하면 면역시스템에 영향을 주는 스트레스를 완화시키고, 활력을 증진시킨다. 또한 혈압을 낮추며, 콜레스테롤 같은 혈중 지질을 낮추며, 비타민과 미네랄의 흡수를 촉진시킨다. 장내 세균층을 안정시킴으로써 감염이나 알레르기, 피부 질환을 예방하는 효과도 있다.

인체에서 이러한 해독을 담당하는 기관은 바로 간이다. 화학공장이자 해독기관인 간은 음식에 들어 있는 영양소를 몸에서 사용되는 형태로 변환시키고, 소화와 흡수에 필요한 담즙을 만든다. 그리고 독성물질을 수용성 형태로 변화시켜 배출

한다.

간은 체내 독소와 노폐물의 75퍼센트를 해독하고 배출시키는 데 2단계에 걸쳐 해독 과정을 진행한다. 1단계에서는 사이토크롬 P450이라는 효소가 작용하는데, 독성 물질이 이 효소에 의해 중간대사물질로 바뀐다. 2단계에서는 중간대사물질을 담즙이나 소변으로 배설되도록 수용성 물질로 바꾼다.

건강한 간은 매일 해독과정을 성실하게 해낸다. 하지만 간은 해독하지 못해도 통증을 호소하지도 않고 침묵한다. 정상적인 간 수치보다 10배 이상 올라가는 등 간 독성이 심해져야 황달과 같은 증상이 나타나기 시작한다. 한번 손상된 간은 다시 건강해지기가 쉽지 않다.

간이 독소, 염증 또는 독소 물질들로 가득 차 있을 때는 복부 더부룩함, 식욕 부진, 두통, 구역질 및 불쾌감, 복부 가스 및 팽만감, 설사, 염증으로 인한 발열 증상, 간장 부위의 통증, 피부 염증, 구취와 같은 증상이 나타난다.

해독을 돕는 생활 방식

끊임없이 숨을 쉬고, 음식을 먹고, 배설하고 배출하면서 태어나 죽을 때까지 쉬지 않고 일을 하는 내 몸속의 장기에 과부하가 걸리면 어떻게 될까?

과식으로 위가 힘들어하고, 나쁜 것을 해독하느라 간이 지치며, 나쁜 공기는 폐를 상하게 한다. 사람도 9시에 출근하여 6시에 퇴근하면 쉬고 싶듯, 장기도 쉴 시간이 필요하다. 과부하가 걸려 어느 한 곳이라도 이상이 생기면 건강 전체에 경고등이 켜진다.

많은 책에서 해독을 하기 위해 무리할 정도로 공복과 단식, 다이어트, 특정한 재료의 디톡스 요법을 요구한다. 그러나 해독하는 데는 충분한 영양소가 필요하고, 해독하기 위해서는 반드시 에너지원이 필요하다.

다음은 해독력을 높이는 생활 방식이다. 일상생활에서 쉽게 실천할 수 있으니 오늘부터 하나씩 시작해보자.

(1) 소식한다

과식을 하면 음식물을 소화하고 영양소를 흡수하고 저장하는 과정에서 여러 장기들이 많은 일을 해내야 한다. 일을 많이 하면 빨리 지쳐서 노화를 촉진한다. 그러므로 과식을 피하는 것이 좋다.

소식에도 요령이 필요하다. 최대한 자연 그대로의 거친 음식을 균형 있게 섭취한다. 음식은 끼니가 되었을 때 먹기보다는 배고픔을 느낀 후에 먹고, 간식을 먹지 않는 것이 좋다.

(2) 독성물질을 차단한다

오염되지 않은 음식과 맑은 공기를 마시고 깨끗한 물을 마시며 자연친화적인 환경 속에서 생활하도록 노력한다. 가공음식을 먹지 않는다. 커피, 술, 담배, 스트레스, 약을 가급적 피한다. 천연세제나 천연비누 및 천연화장품을 사용한다.

(3) 긍정적으로 생각한다

긍정적인 생각은 행복 호르몬인 '세로토닌'의 분비를 활성화하여 장과 간의 기능을 돕는다. 세상을 보다 긍정적인 시각으로 바라보고 억지로라도 웃는 연습을 하는 것도 좋다. 매사 감사하고 칭찬하며 긍정적으로 사는 것은 돈을 들이지 않고도 최대의 건강 증진 효과를 낼 수 있는 현명한 방법이다.

(4) 땀으로 노폐물을 배출시킨다

운동으로 자연스럽게 땀을 흘리면서 노폐물을 배출시키고, 땀이 난 후엔 바로 샤워로 씻어내 다시 체내로 유입되지 않도록 한다. 사우나는 단숨에 체온을 끌어올려 노폐물이 아니라 수분을 배출시키지만, 반신욕은 서서히 체온을 올려 혈액 순환을 돕고 신진대사를 활성화 시킨다.

(5) 매일 환기하고 일광욕을 한다.

하루 2번 10분씩 집안을 환기한다. 체내 독소 제거도 중요하지만, 주거 공간의 독소 제거도 중요하다. 미세먼지가 걱정된다면 공기청정기를 활용하는 것도 좋다.

피부 노화를 일으키는 자외선이 걱정되어 선크림을 바르고, 실내에서 생활하는 시간이 많아지면서 현대인은 절대적으로 비타민D가 부족해졌다. 연구결과에 따르면 햇볕을 통해 생성되는 비타민D는 칼슘의 흡수를 돕고, 각종 질병을 예방하며, 우울증과 스트레스 완화를 도우며, 숙면과 치매예방에도 효과가 있다고 밝혀졌다.

④

최고의 영양을
어떻게 섭취해야 하나

미량영양소가 필요한 이유

　건강에 관심이 많아 이 책을 읽는 독자라면, 대부분 굶지 않는 방법이 무엇인지 궁금해하는 사람은 없을 것이다. 현대인은 이제 '어떻게 먹어야 잘 먹는 걸까', '최고의 영양소를 어떻게 섭취해야 할까', '먹으면서 살은 찌지 않고 건강해지는 방법은 무엇일까'를 더 궁금해 하고 고민한다.

　우리에게 먹는 일이 더 이상 생존과 직결되지 않으면서 이제 영양 섭취, 최고의 영양, 내 몸에 꼭 맞는 영양이라는 주제와 건강 관련 지식에 관심과 고민이 더해지게 되었다. 수많은 건강 지식과 영양 지식이 범람하지만, 아직도 답을 찾지 못한 사람들이 알아야 할 문제가 있다. 채식하든, 1일 1식 하든 중요한 것은 음식을 섭취하고 소화할 때 우리 몸 안에 들어온 영양소가 세포에 어떤 작용을 하며, 내 몸에 어떤 영향력을 미치는지를 정확하게 알 필요가 있다는 점이다.

매일 먹는 음식을 제대로 알고 먹는 것인지, 넘쳐나는 다이어트 정보에 혼란을 겪는 건 아닌지, 성인병이나 발암을 유발하는 음식들 속에서 언젠가는 부닥칠 질병들 때문에 먹으면서도 몸에 좋지 않을 것이라고 스트레스를 받고 있지는 않은지, 식사에 관한 온갖 주장과 이론은 신뢰할 만한 것들인지 이제 결론을 낼 때가 되었다. 일단, 결론을 하나 짓자면 스트레스를 받으며 먹는 음식은 몸에 좋을 것이 하나도 없다. 우스갯소리로 '그래서 맛있게 먹으면 0칼로리' 인 것이다.

인체를 구성하는 성분은 개인차는 있겠으나 물 66퍼센트, 단백질 16퍼센트, 지방 13퍼센트, 탄수화물 0.5퍼센트, 무기질 4.4퍼센트다. 탄수화물의 비율이 적은 이유는 섭취하는 족족 에너지로 소비되기 때문이다. 지방, 단백질, 탄수화물과 같은 3대 영양소만큼 중요한 비타민과 미네랄과 같은 미량영양소는 음식을 먹기만 하면 섭취할 수 있다는 믿음 아래 가볍게 여기던 시기가 있었다.

그러나 미네랄은 세포의 적절한 기능과 구조를 유지시키며 체액의 전해질 균형을 맞추고 생리기능을 조절하는 등 중요한 역할을 많이 한다. 미네랄은 서로에게 영향을 주는데, 하나라도 부족하거나 과잉일 경우 불균형이 와서 인체에 문제를 일으켜 성장과 발육에 영향을 미친다. 그래서 제대로 적절하게 공급되는지 파악해야 할 필요가 있다.

무기질 결핍을 알 수 있는 증상은 다음과 같다. 2가지 이상에 해당하거나 3, 4, 5번일 경우는 무기질 보충이 시급하다.

1) 불면증이 생긴다.
2) 초조해지고 예민해진다.
3) 구내염과 같은 입병에 자주 걸린다.
4) 얼굴색이 창백하고 손톱이 하얗다.
5) 눈꺼풀에 경련 증세가 있다.
6) 피곤함을 잘 느끼며 쉽게 짜증을 낸다.
7) 치아나 뼈가 약하다.

미네랄은 물과 흙에 존재하고 식물에 흡수되어 비타민 합성을 돕는다. 이러한 식물을 초식 동물이 먹고 우리는 식물과 동물을 먹으면서 미네랄을 자연스럽게 섭취한다. 그런데 현대에 이르러 환경이 오염되었고 식품을 가공하는 과정에서 다량의 비타민과 미네랄이 훼손되고 있다. 가능하면 제철 식품이나 가공과정을 거치지 않은 통곡류, 유기농 채소를 살짝만 데친 다든가 과일은 세척 후 껍질째 먹어야 영양소 손실을 최소한 으로 줄일 수 있다.

최고의 영양을 섭취하는 법

1일 100밀리그램 이상 섭취해야 하는 칼슘Ca, 인P, 나트륨 Na, 칼륨K, 마그네슘Mg, 황S, 염소Cl 등을 '다량 무기질' 이라 하고, 1일 100밀리그램 미만으로 섭취해야 철Fe, 아연Zn, 요오드 I, 셀레늄Se, 구리Cu, 망간Mn, 불소F, 크롬Cr, 몰리브덴Mo, 코발 트Co, 붕소B 등을 '미량 무기질' 이라고 한다.

그렇다면, 각각의 무기질은 인체에서 어떤 역할을 할까?

(1) 산과 알칼리의 평형 조절을 한다.

혈액이나 소변, 소화기관 등 적절한 PH피에이치, 수소 이온 농도 를 유지할 수 있도록 조절한다. 특히 나트륨, 칼륨, 칼슘, 염소,

인, 마그네슘은 생체 기능을 유지한다.

(2) 신체 부위와 호르몬 및 효소의 구성 성분이 된다.

칼슘, 인, 마그네슘 등은 뼈와 치아와 같은 단단한 조직에 영향을 미친다. 근육 및 신경 기능을 유지하는 데 칼슘, 마그네슘, 나트륨, 칼륨이 필요하다. 산소는 철분에 의해 전달되고, 크롬은 혈당을 조절한다. 요오드는 갑상샘 호르몬에, 염소는 위에서 분비되는 염산에, 아연은 인슐린 합성과 성장, 회복, 상처 치유와 같은 면역계를 셀레늄과 함께 활성화시킨다. 나트륨 과다 섭취는 고혈압을 유발한다. 인의 섭취량이 적정 수준을 넘으면 신장 질환이 발생한다.

(3) 수분 균형을 조절한다.

물이 인체에서 이동하려면 세포막을 통해 삼투압 현상이 일어나야 한다. 이때 무기질의 농도가 중요한 역할을 한다. 제대로 균형이 이루어지지 않으면 탈수나 체액이 축적될 수 있다.

(4) 주요 영양소를 분해하여 반응을 활성화하는 촉매 역할을 한다.

포도당에서는 글리코겐을, 아미노산에서는 단백질을, 지방산과 글리세롤에서는 지질을 합성하는 데 필수적인 요소로 작용한다.

이렇게 많은 역할을 하는 무기질을 어떻게 섭취해야 내 몸 안에서 최고의 영양소로 흡수시킬 수 있을까?

무기질이 많은 들은 음식은 무엇인지 알아보자.

칼슘: 케일, 치즈, 멸치, 뱅어포, 굴, 두부, 아몬드, 양배추, 브로콜리, 깻잎 등

인: 소, 돼지, 닭고기, 우유, 계란노른자, 생선, 생선알, 호박씨, 해바라기씨, 멸치, 마른 오징어 등

마그네슘: 견과류, 대두, 양배추, 아보카도, 감귤류, 시금치 등

나트륨: 간장, 된장, 김치, 베이킹파우더, 화학조미료MSG 등

포타슘: 해조류 말린 것김,미역,다시마, 송이버섯, 탈지분유, 땅콩, 아몬드 등

셀레늄: 견과류와 해조류, 씨앗류

철분: 소, 돼지고기, 생선, 계란, 동물의 간, 콩, 팥, 굴, 전복, 건포도, 깨, 김, 미역, 쑥갓, 미나리, 살구 등

구리: 코코아, 굴, 계란, 해바라기 씨 등

아연: 굴, 간, 생선, 새싹, 육류, 달걀, 콩류 등

요오드: 미역, 김, 생선, 아스파라거스, 시금치 등

불소: 녹차, 불소화 식수 등

영양소에 대한 고정관념 깨기

첫째, 내 몸에 어떤 영양소가 부족한지 알 수 있을까?

영양소 결핍으로 인한 전형적인 징후가 있긴 하지만, 어느한 가지만 딱 불충분하다고 그 영양소를 명확하게 밝혀낼 수는 없다. 왜냐하면, 증상이 혼재되어 나타나기 때문이다. 또한, 단지 하나의 영양소가 결핍되었을 뿐 다른 영양소는 모두 충족이 된다고 볼 수 있는 경우는 거의 없기 때문이기도 하다.

현대 의학에서 혈액 검사를 통해 부족한 영양소를 밝혀낼때는 이미 심각한 상황에 이르러서 손을 쓰기 너무 늦은 경우다. 인체는 각 영양소의 수치를 안정적으로 유지하고자 하는데, 위기 상황이 닥치면 저장한 영양소를 남김없이 소모시키면서 생명력을 갉아먹는다. 철분 같은 경우 특히 가임기 여성에게 자주 단독으로 일어나는 결핍 영양소 가운데 하나라고볼 수 있다. 철분 부족일 때 빈혈이나 두통 증상으로 알 수 있으며 철분제 섭취로 적절하게 해결할 수 있다.

비타민과 무기질이 결핍되어 나타나는 징후는 다음과 같은데, 이런 증상이 단독적으로 나타나는 경우는 없으므로 전형적이라고 볼 수는 없다는 한계가 있다.

영양소		결핍 징후 및 증상
다량 무기질 100mg 이상 섭취	칼슘(Ca)	손발 얼굴의 근육 수축 및 경련, 구루병, 골다공증, 골연화증
	인(P)	어린이 성장지연, 근육약화, 식욕 부진
	나트륨(Na)	근육 경련, 두통, 구역질, 실신
	칼륨(K)	무력감, 식욕부진, 메스꺼움, 불면증
	마그네슘(Mg)	눈 밑 떨림과 경련, 피로함, 불안증, 두통, 골다공증 위험 증가
	황(S)	손발톱 연화증, 피부염, 각기병
미량 무기질 100mg 이하 섭취	철분(Fe)	빈혈, 체온유지 능력 저하, 면역력 감소
	요오드(I)	수족냉증, 만성피로, 근육통, 갑상샘 기능 저하
	아연(Zn)	성장지연, 미각 및 후각 감퇴
	구리(Cu)	백혈구 감소, 빈혈, 골격 이상
	셀레늄(Se)	근육기능 저하, 백내장, 간경화, 관절염, 면역력 저하
	망간(Mn)	우울증, 피로, 갑상샘 기능 저하
수용성 비타민	비타민B1 (티아민)	각기병, 식욕감퇴, 피로, 체중 감소, 정신불안(초기)
	비타민B2 (리보플래빈)	구내염, 설염, 구순염과 같은 구강에 나타나는 염증 또는 입 주위의 피부염, 안구충혈 및 조로성 백내장, 빈혈
	비타민B3 (니아신)	피부염과 구토, 식욕 부진과 변비와 설사, 피로감과 위염, 불면증 및 우울증, 기억상실증 초래
	비타민B5 (판토테닉산)	수면장애 및 피부 트러블 발생, 두통과 피로감, 체중 감소
	비타민B6 (피리독신)	눈 주위·눈썹·입 가장자리·혀의 염증으로 시작하여 현기증·구토·체중감소·정신불안·빈혈·경련 등의 증세로 진행
	비타민B7 (바이오틴)	머리카락 빠짐. 얼굴과 두피의 발진과 비듬
	비타민B9 (엽산)	거대적아구성 빈혈 야기, 뇌졸중과 심혈관질환의 위험성을 높임

	비타민B12 (코발라민)	악성빈혈. 두통 및 구토, 발육 장애, 운동능력 장애
	비타민C (아스코르빈산)	잇몸병과 출혈, 만성피로감과 소화장애 및 우울증
지용성 비타민	비타민A (레티놀)	야맹증, 안구건조증, 시력 저하, 잇몸질환, 피부의 갈라짐과 거칠어짐, 식욕 감퇴
	비타민D (칼시페롤)	구루병, 골다공증, 뼈연화증, 자가면역질환 및 암 발 생률 높임, 비만과 당뇨병
	비타민E (토코페롤)	빈혈, 적혈구의 용혈
	비타민K (필로퀴논)	혈액 응고 지연, 골밀도 감소

둘째, 영양제는 효과가 있을까?

다수의 비타민과 무기질은 충분한 과일과 채소를 통해 섭취할 수 있지만, 비타민A와 D, B12는 과일과 채소에 들어있지 않다. 그래서 음식으로 통해 섭취하기 쉽지 않은 경우에는 합성비타민과 같은 보충제가 더 나을 때가 있다. 구루병은 비타민D가 부족했을 때 생기며 죽음까지 이르게 하는 병인데, 비타민D를 인위적으로 투여하자 치료된 사례를 보면 알 수 있다.

'합성비타민은 효과가 없다' 는 말은 사실이 아니다. 합성비타민과 천연비타민의 화학 구조는 동일하며 비타민이 결핍되었을 때 합성비타민으로 치료가 가능하다는 사실이 이미 입증되었다.

셋째, 지용성 비타민은 과잉 섭취 시 위험할까?

비타민은 소량으로도 인체의 생명 기능을 원활하게 조정하고 유지하는 역할을 한다. 비타민은 단백질, 지방, 탄수화물 등의 영양소가 체내에서 에너지원이나 체성분이 될 때 화학반응을 돕는다.

비타민은 독립적으로 작용하기보다는 효소가 작용하기 전에 조효소의 활동을 도와주는 작용을 한다. 체내에서 합성되지 않는 것이 많고, 합성되어도 소량이어서 매일 음식을 통해 적정량을 섭취해야 한다. 이때, 수용성 비타민은 물에 잘 녹아서 과잉으로 섭취해도 몸에 축적되지 않는다. 지용성 비타민은 지방과 같이 흡수되어 간이나 지방조직에 저장되는데 과잉 섭취할 경우 독성이나 부작용으로 문제가 생길 수 있다고 한다. 과연 그럴까?

지용성 비타민은 간에 저장되고 저장고가 가득 차면 수개월 동안 소비할 수 있다. 합성비타민으로 지용성 비타민을 과잉 섭취했을 때 건강에 좋지는 않겠지만, 실제로 축적되어 독성을 일으킬 가능성은 낮다. 지방 조직에 있는 지용성 비타민이 다시 혈관 속으로 침투하는 일은 거의 일어나지 않기 때문이다.

따라서 비타민 섭취는 인체에 위험하지 않다. 장기간에 걸쳐 적거나 많게 섭취해도 부작용은 거의 없다. 처방약 남용으로 응급실에 갈 일은 있어도 비타민 남용으로 응급실에 갈 일은 없다는 말이다. '부작용'은 처방약에 해당하는 말이며, 그래서 의사의 처방전이 있어야 약국에서 처방받을 수 있다. 부작용이나 독성에 대한 걱정이 없는 보충제는 식품에서 얻은 것으로 의사의 처방 없이 언제 어디서나 손쉽게 구입할 수 있다.

❺

이제 무엇을
어떻게 언제 먹어야 하는가

건강한 영양 섭취에 대해서

건강한 영양 섭취는 어떤 성분을 더하거나 빼는 데 있지 않다. 개인에게 필요하고 상황에 맞는 필요한 모든 영양소를 적절하게 섭취하는 것을 말한다. 사람들은 저마다 나이, 성별, 국적, 직업, 활동량, 신체조건, 유전적인 환경, 건강 상태 등이 모두 다르다. 그러나 필요한 영양소는 단백질, 지방, 탄수화물, 비타민, 무기질, 물, 식이섬유, 화이토케미컬, 효소라는 9대 영양소가 모두 필요하다. 이 영양소가 담긴 음식을 골고루 제때 먹을 때 건강을 지킬 수 있다.

공부를 하고 나면 쉬는 시간이 있고, 경기 중에도 중간에 쉬는 시간이 있는 것처럼 인체도 제대로 힘을 내기 위해서는 쉬는 시간이 필요하다. 일과 휴식, 긴장과 이완, 식사와 공복이라는 리듬을 지킬 때 인체는 최상의 컨디션을 유지할 수 있다.

음식을 언제 먹느냐도 중요하지만 무엇을, 어떻게 먹느냐도 중요하다. 아무리 의학이 발달하고 건강 정보가 넘쳐나는 세상이 되었다고 하더라도, 음식을 비롯하여 생활 습관을 바꾸지 않는 한 암과 치매, 만성피로, 비만, 아토피, 성인병과 같은 질병에서 인간은 벗어날 수 없다.

무엇을 먹을까?

무엇을 먹으면 좋을지에 대한 해답은 사실 간단하다. 세상에 나쁜 음식은 있어도 나쁜 약은 없기 때문이다. 대한민국에는 한 번씩 음식 열풍이 분다. 양파가 좋다고 하면 마트에 양파가 동이 난다. 양배추든 파프리카든 어떤 음식이 어디에 더 좋고 하는 식의 강조법은 잘 모르고 하는 소리다. 자연식품은 모두 몸에 좋다. 단지 '내 체질에 맞는 식품이 있고 없고' 의 차이가 있을 뿐이다.

건강한 식단이라고 하면 으레 육식을 금하고 채소와 과일을 식단에 제일 먼저 올린다. 과일과 채소에는 비타민과 무기질을 비롯한 다양한 생리활성물질이 들어 있기 때문이다.

올바르고 건강하게 영양을 섭취하고자 할 때는 단 하나의 방법만이 있는 것이 아니다. 건강하지 않은 자연식품이 없기 때문에 골고루 섭취하고 부족한 영양소는 그때그때 보충제를 통해 보충하면 된다. 건강하지 않은 이유는 어떤 음식을 일방적으로 섭취하거나 기피했을 때 일어난다.

미국의 의사 막스 거슨은 심한 편두통을 앓았는데 어떤 약물로도 통증을 조절할 수 없자 식이요법에 매달렸고 해답을 찾아 깨끗하게 편두통을 물리쳤다. 이 식이요법으로 자신감을 얻은 후 결핵 치료에 도전하여 많은 환자를 살려냈다. 암 치료까지 시도하여 말기 암 환자를 구하기도 했다. 성공하기까지 시행착오가 있었지만, 여기에서 주목해야 할 점이 있다. 바로 '질병은 음식물의 침입이 아니라 영양의 불균형에 원인이 있다' 는 점이다.

'거슨 식이요법' 은 암을 비롯한 만성퇴행성 질환과 원인 불명의 다양한 질병을 낫도록 도와 인체의 질서를 찾아 건강을 회복시켜주는 요법이다. 특히, 암 환자는 식사를 해도 영양소를 제대로 흡수할 수 없으므로 장내 독소를 제거하여 신체 기능을 찾아줘야 한다. 미국암협회ACS는 암 환자에게 고탄수화물, 저지방 식단을 추천하고 녹황색 채소와 과일을 자주 먹을 것을 권한다. 이는 거슨 요법과 비슷하다.

거슨 식이요법의 핵심은 몸에 적절한 영양을 공급하여 항상성과 면역력을 증강하는 데 있다. 병든 몸은 다량의 영양소가 필요한데 한 시간에 한 잔씩 12잔의 생과채 주스를 권한다. 하루 12잔의 과즙 주스는 유기농으로 재배한 신선한 생채소 및 과일이어야 한다. 이 주스에는 비타민, 미네랄, 수분, 화이토케미컬, 섬유소, 효소 등이 최적의 상태로 병든 세포에 직접적으로 흡수되어 몸의 회복을 돕는다.

과일과 채소는 통째로 먹기보다는 착즙을 해서 먹을 때 더 많은 영양소를 흡수할 수 있다. 통으로 씹어 먹으면 30퍼센트만 섭취할 수 있고 먹는 데 포만감으로 한계가 있지만, 착즙할 경우 과일과 채소의 세포벽이 파괴되어 90퍼센트 이상 흡수율이 올라가서 인체의 체성분과 유사해짐으로써 부작용 없이 세포에 흡수된다는 장점이 있다.

1. 필수 3대 요법: 몸속 독소를 제거하고 면역시스템을 강화하는 '3대 요법' 으로 구성된다. 엄격히 제한한 식이요법, 영양보충요법, 규칙적인 관장요법이다.

2. 식이요법의 기본 원칙: 모든 음식 재료는 신선하고 순수한 유기농 농산물이 기본이다. 채소, 과일, 곡류 등 채식 위주 식단으로 동물성 식품을 배제한다. 음식 조리는 반드시 주철로 된 도구를 사용하고, 주스는 믹서기를 사용하고, 모든 음식에 식염을 첨가하지 않는다.

3. 식이요법에서 금지된 50가지: 술과 탄산음료, 모든 유제품, 육류, 생선류, 콩 제품 등의 단백질 식품, 아마씨유를 제외한 모든 식물성 오일, 각종 소금, 버섯류, 파인애플, 오이, 커피, 백설탕, 정제소맥분, 견과류 등 500여 가지 식품을 금지한다. 고나트륨 함유 식품 및 소화 흡수가 힘든 고단백 식품, 알레르기 유발 식품, 자극적인 향신료 등을 배제한다. 식사는 하루 세 번 하되, 과채 주스는 한 시간에 한 잔씩 하루 12회 마신다. 화장품, 불소 함유 치약, 머리염색약, 로션, 립스틱 등 피부호흡에 장애가 되므로 사용을 금지한다.

4. 영양소 부족을 보완하기 위한 보충제 섭취: 칼륨, 코엔자임Q10, 비타민B12, 비타민A와 C, 니아신, 아마씨 오일, 펩신 등이다.

어떻게 먹을까?

'음식 궁합' 이라는 말을 들어보았을 것이다. 음식은 잘 맞는 것끼리 먹으면 소화 흡수에도 좋지만 영양소 흡수도 배가 된다. 잘 어울리지 않는 음식끼리 먹으면 지방으로 축적되거나 독소가 생성되기도 한다.

위는 음식을 소화시킬 때 먼저 들어온 순서대로 소화시킨다. 그래서 음식을 먹을 때는 채소, 탄수화물, 단백질 순서대로 먹는 것이 좋다. 소화시키는 데 채소는 2시간, 곡류는 3시간, 육류는 4시간 이상이 걸린다. 그런데 한꺼번에 섞어서 먹으면 위에 음식물이 머무는 시간이 길어지면서 위와 장에서 부패하기 시작한다.

한식은 고기를 먹고 밥을 먹은 뒤 후식으로 과일을 먹는데 이런 습관은 장내 부패를 촉진하여 면역력을 떨어트리고 역류성 식도염, 위염과 같은 질환을 유발한다. 따라서 고기를 먹은 후에는 밥이나 면, 과일을 먹지 않는 것이 좋다. 후식으로 단 음식을 먹으면 혈당이 높아지므로 좋지 않다. 과일은 식사 전에 먹을수록 좋은데 그래야 과일의 비타민과 미네랄 흡수를 온전히 할 수 있으며 공복일수록 흡수가 더 잘된다.

음식을 먹을 때는 되도록 한 번에 한 가지씩 먹고 나물이나 샐러드와 함께 먹는다. 제일 좋은 조합은 탄수화물과 채소 혹은 과일이다. 과식은 소화에 부담이 되므로 3분의 2만 먹는 습관을 들이는 것이 좋다.

언제 먹을까?

이렇게 먹고도 몸이 좋아진다는 느낌이 없다면 먹는 시간이 잘못된 건 아닌지 점검해 볼 필요가 있다. 인체는 24시간 생체 리듬을 따라 효율적으로 운영된다. 만약, 아무 때나 먹고 마시고 자고 배설한다면 인체의 기능 회복에 문제가 생긴다. 하루에 몇 번 언제 먹는 것이 좋은 것인지에 대한 논쟁은 과거에서 지금까지 계속되고 있다.

필자가 권하는 먹는 시간은 8시간이다. 인체가 활발하게 활동하고 음식을 먹으면서 영양소를 흡수하기 좋은 시간이다. 만약, 오전 8시에 식사를 시작했다면, 오후 4시까지만 먹고 다음 날 오전 8시까지 공복을 유지한다. 16시간은 공복 상태를 유지하면서 몸을 비우고 독소를 배출해야 한다. 몸을 해독하면서 독소와 노폐물을 배출하는 시간에도 음식을 먹으면 인체는 정화하고 회복하고 휴식을 취하는 데 방해가 되고 몸에는 독소가 쌓이기 시작한다.

음식을 먹지 않는 16시간에 인체는 음식물 소화 및 영양소를 흡수한다. 활동하며 피곤해진 신체를 다시 복구하고 손상된 세포를 회복시킨다. 그런데 쉬는 시간 없이 음식물을 계속 섭취하면 세포는 회복 및 재생을 멈추고 음식물을 소화하는 데 집중해야 한다. 그래서 면역력과 회복력이 떨어져 질병에 잘 노출된다.

16시간을 채 견디지 못하고 음식을 먹어야 한다면, 생과일 주스나 물과 같이 가벼운 음식이 좋다. 생과일 주스는 몸에 필요한 에너지를 공급하기 쉬운 방법이며 소화하는 데 에너지가 많이 소모되지 않는다.

❻

운동을 통해
살을 빼야 하는 이유

왜 운동인가?

누구나 TV 속 연예인처럼 늘씬한 몸매를 원한다. 누구나 지금보다 더 살이 빠지고 더 건강해지길 바란다. 어딘가에서 몸에 좋은 건강정보를 듣고 왔다며 일상에 좋은 요소를 추가하곤 한다. 평소처럼 아무 생각 없이 먹고 싶은 대로 다 먹고 나쁜 생활 습관을 그대로 하고 있으면서 좋은 것들을 추가한다고 몸이 달라질까?

지금 당장 부엌을 뒤집거나 냉장고의 음식을 통째로 바꾸지 않으면 아무런 소용이 없다. 장보기 목록부터 바꾸는 것이 가장 확실하게 내 몸을 위한 유일한 길이다. 여기까지 책을 읽어

온 독자라면 어떤 음식으로 식탁을 차려야 할지 '자기만의 열쇠'를 찾았을 거라고 믿는다.

그렇다면, 이제 식이요법과 환상의 짝꿍이라고 할 수 있는 운동에 대해 알아볼 차례다. 운동 이야기만 나오면 그럴 줄 알았다며 인상을 쓰거나 책을 덮어버릴지도 모르겠다. 많은 사람이 먹고 싶은 대로 다 먹으면서 살이 빠지는 비법을 알고 싶어 하지, 땀을 흘리며 고단한 운동을 하면서 살을 빼고 싶어 하진 않는다.

그러나 운동코치가 요구하는 것처럼 중압감을 가지고 힘들게 운동할 필요가 없다. 그것은 운동을 통해 돈을 벌려는 자본주의의 상술이다. 음식을 구하기 위해 산과 들을 헤매지 않고 손가락 클릭만으로 문 앞까지 식품을 배송받는 시대에 현대인이 집에서 쉬고 싶고 눕고 싶은 것은 당연한 욕구다. 동물은 식량부족과 생존을 대비해 에너지 소비를 줄이고 싶어 하는 경향이 있다. 이 욕구를 이기고 운동하기로 맘먹은 것부터 장족의 발전이다.

채소와 과일, 통곡물로 식단을 짜기로 결심했고 건강한 생활 습관으로 바꾸기로 결심했다면 몸은 점점 날씬해진다. 거기에 군살을 다듬고 근육을 더해 몸에 날개를 달아줄 운동만 추가하면 된다. 몸은 적게 쓸수록 쓰고 싶은 의욕과 몸을 쓸 수 있는 역량을 감퇴시킨다. 그래서 점점 몸을 덜 쓰게 된다. 그러나 일단 일어서면 걷고 싶어지고, 걸으면 뛰고 싶은 몸을 만들어보자. 하나의 단계를 마치면 기분이 좋아지고 동기가 되어 다음 단계에 도전하도록 만든다.

1킬로 이상은 걷지 않고 차를 이용하며, 계단 대신 엘리베이터를 선호하고, 서는 것보다 앉는 것과 눕는 것을 좋아하고, 절대 빠르게 걷거나 뛰지 않는 사람이라면 꼭 알아야 할 것이 있다.

운동의 효과

운동을 하면 운동하지 않을 때보다 더 많은 칼로리를 소모하게 되어 당연히 살이 빠진다. 식이요법만 하는 것보다 운동을 더 했을 때 엄청난 시너지 효과를 발휘하게 되어 육체적, 신체적으로 활기가 넘치고 더 건강해진다. 20분만 움직여도 뇌는 행복감을 주는 엔도르핀이나 세로토닌을 생성하여 긍정적으로 몸을 변화시킨다.

지방이 에너지로 소비되면서 혈관에 쌓인 지방을 태우기 시작한다. 그러면서 혈당과 혈압, 체지방, 혈중 지질이 감소되어 만성 질환이 개선된다.

운동이 기특한 점은 운동이 끝난 후에도 칼로리를 계속 소비한다는 점이다. 근육 내에 저장된 글리코겐을 대체하고 운동 중 손실된 근육조직과 세포를 회복 및 개선해야 하므로 운동 후에도 계속 칼로리가 소모된다. 그러려면 걷기, 달리기, 수영, 자전거 타기, 댄싱 등과 같이 1주일에 3~5번 30분 이상의 유산소 운동이 필요하다.

운동을 하면 건강한 돼지가 된다고?

운동을 하면 식욕이 생겨 오히려 '건강한 돼지'가 될 위험이 있다는 항간의 말은 사실이 아니다. 오히려 식욕을 자연스럽게 줄여준다. 운동을 하면 식욕조절 중추를 조절할 수 있고, 인슐린 수치가 낮아지며 칼로리 흡수가 줄어들면서 지방세포가 태워진다.

식욕은 태어나 죽을 때까지 기본적으로 가진 본능적인 욕구다. 스트레스를 받거나 운동을 한 후에는 소모한 에너지를 충당하기 위해 식욕을 느끼는데 그때 느끼는 것은 '가짜 식욕'이다. 뇌가 몸의 피로와 스트레스를 허기로 착각하는 것이다.

가짜 식욕을 구별하는 방법은 막연한 배고픔과 허기짐이 아니라 특정한 음식을 먹고 싶어 할 때다. 그때는 물이나 과일을 먹거나 양치질, 무설탕 껌을 씹으면 간단하게 해결된다. 운동은 일주일에 3번 정도만 해도 효과가 있지만, 자주 하면 체지방은 더 빨리 쉽게 빠진다. 처음부터 죽자 살자 운동을 시작하면 반드시 작심삼일로 끝나 버린다. 평소 활동량을 절반 정도 늘리는 것부터 시작하고 즐겁게 시작해야 오래 할 수 있다.

처음부터 강도 높은 운동을 하면 몸은 긴급 상황이라고 감지해서 탄수화물을 먼저 쓰고 나중을 위해 지방을 저장한다. 지방을 태우는 것이 운동의 목적이므로 지방을 태우려면 죽을 것 같은 강도의 운동이 아니라 숨이 찰 정도의 운동으로 꾸준히 지속할 수 있어야 한다.

숨이 차는 정도의 적당한 운동의 수준은 운동하면서 대화할 수 있을 정도를 말한다. 중요한 점은 격렬한 수준의 운동이 아니라 운동시간을 늘리는 것이 더 효과적이라는 데 있다. 10분 격렬한 운동보다는 30분 적당한 수준의 운동이 더 좋다.

어떤 운동이든 처음에는 10분으로 시작했다가 한주에 10분씩 늘려 1시간씩 운동 습관으로 자리 잡히면 더할 나위 없이 좋다. 운동은 식전에 해야 운동 후 식욕을 줄여 음식 섭취를 줄인다.

누구나 쉽게 바로 실행할 수 있는 일일 운동계획

(1) 침대에서 바로 일어나지 말고 기지개를 켜며 스트레칭으로 워밍업을 시작한다. 손과 발을 천장을 향해 수직으로 쭉 뻗어 진동하듯 흔들면 말초신경부터 자극되어 혈액 순환을 촉진한다.

(2) 아침에 샤워하기 전에 땀을 내자. 아침에 하는 운동은 하루의 생산성을 극대화시킨다. 운동을 하며 분비된 엔도르핀이 창의성과 집중력을 높인다.

(3) 좋아하는 운동을 골라 1주일에 3번 이상 꾸준히 하는 습관을 들인다. 외출했다면, 집에 가기 전 체조장에서 운동하거나 수영 후에 들어간다. 동네를 걷거나 일부러 돌아가서 많이 걷는다. 걸을 때는 빠른 걸음이 효과적이다. 중요한 것은 꾸준히 하면서 습관으로 만들어야 한다.

(4) 엘리베이터보다는 계단, 자동차보다는 걷기, 대중교통을 이용할 때는 앉기보다는 서서 가는 것이 에너지 소모량이 더 많다.

(5) 동기부여를 위해 운동기구를 사거나 운동 프로그램에 신청하여 다니는 것도 좋다.

(6) 자신을 과대평가하지 말라. 절대 무리하지 말고 운동량을 서서히 늘려야 다음날 무사히 일어날 수 있다. 운동 후에는 스트레칭으로 마무리하고 피로를 풀어야 한다. 전날 피로가 풀리지 않았는데 또 운동하면 힘이 든다. 회복도 운동 프로그램의 하나다. 운동 전후에는 반드시 스트레칭을 하고 수시로 물을 마시고 식사를 잘 챙기고 충분히 자야 한다.

(7) 오래 앉을수록 수명이 단축된다. 자리에 앉아 다리를 움직이지 않으면 대사 기능이 떨어지고 허리, 어깨, 목에 부담이 간다. 1시간에 1번씩 반드시 일어서서 몸을 푼다. 앉을 때는 등받이에 기대지 않고 배를 집어넣고 허리를 편 바른 자세를 유지한다. 다리를 꼬고 앉지 않는다.

(8) 일상생활 속에서 활동량을 늘린다. TV 리모컨을 사용하지 않고 일어서서 움직인다. TV 광고가 나오면 일어서서 간단한 다리 운동이나 스쿼트를 한다. 그리고 전화 통화를 할 때는 서서 한다. 까치발로 서 있으면 발뒤꿈치의 힘줄과 종아리 근육을 강화하는 데 도움이 된다. 반대로, 발가락을 들었다 놨다 하며 뒤꿈치만으로 균형을 잡으면 척추를 바로 세워 허리 유연성이 좋아진다.

(9) 앉아서 운동한다. 앉아서 발뒤꿈치를 들거나 무릎을 편 상태로 한발씩 들어올려 종아리와 허벅지 근육을 자극하여 단련시킨다. 상체는 어깨를 돌리거나 올렸다가 털썩 떨어뜨리듯 내려놓으면 긴장이 풀리며 몸도 개운해진다.

(10) 도무지 운동할 시간이 없다면 드로인 호흡법으로 숨쉬기 운동을 제대로 한다. 코로 숨을 마시면서 배를 부풀리고 입으로 숨을 내쉬면서 배를 한껏 집어넣고 10초 동안 유지하며 10분 정도 한다. 배를 집어넣을 때는 항문을 조여준다는 느낌으로 케겔 운동까지 겸하도록 한다.

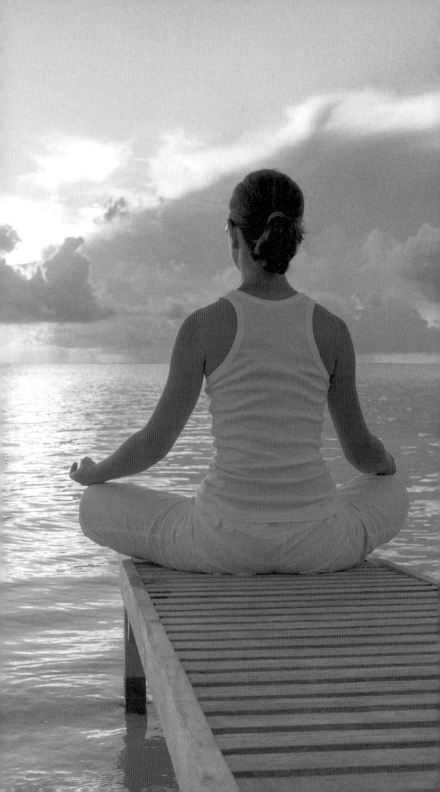

4장

늙지 않고 병에 걸리지 않는
10가지 건강 공식

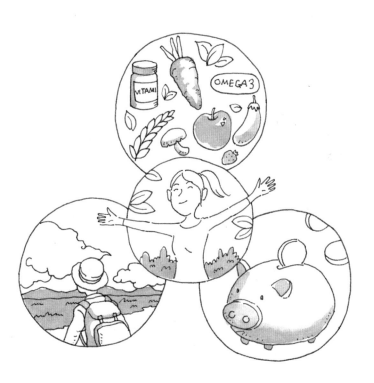

누구나 죽음은 두렵기에

건강하게 오래 살고 싶어한다.

중국의 진시황은 불로장생에 눈이 멀어

영생할 수 있는 약을 구하기 위해

지독하게 집착했고,

몸에 좋다는 것은 뭐든지 했지만

결국 50세라는 젊은 나이에 세상을 떠났다.

수명은 신의 영역이지만,

인간의 힘으로도

수명을 늘렸다 줄였다 할 수 있다.

생활습관과 식습관을 바꾸는 변화 하나가

죽는 날짜를 바꿀 수 있다.

의학이나 약에 의존하지 않고 현재 내 삶에서

작은 변화 하나만 준다면

누구나 지금 당장 실천할 수 있다.

생활 습관병은 면역력이 떨어지는 50대 이후가 되면
발병률이 높아진다.
그러다가 60세 이후 노년이 되면
그 증가세가 더욱더 가팔라진다.
보건복지부 통계에 의하면, 65세 이상 노인들의
가장 큰 지출내역이 바로 의료비다.
정년 퇴직 이후에 수입이 줄어든 상황에서
병이 나면 의료비 부담이 만만치 않다.

그래서 노후 파산의 가장 큰
원인 중의 하나가 된다.
그 결과 가난하고
우울하게 노후를 보내야 한다.

급속도로 진행되는 고령화 시대를 맞이하여
철저하게 준비한 사람과 그렇지 않은 사람들과의
노후 생활은 엄청난 격차가 있다.

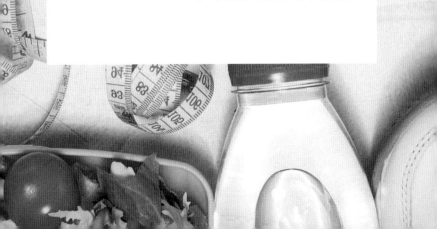

건강하게 오래 사는 장수촌
사람들의 장수 비결은?

누구나 건강하게 오래오래 행복하게 잘 살기를 원한다. 오래 사는 사람이 있는가 하면, 짧게 살다 떠나는 사람도 있다. 수명이 길든 짧든 죽는 날까지 아프지 않고 건강하게만 살다가 잠을 자듯 떠나길 모두 소원할 것이다.

마지막 날을 결정짓는 원인이 있을까? 장수하는 비결은 과연 무엇일까?

수많은 장수학자가 장수의 비결을 장수촌에서 찾는다. 장수촌에는 어떤 장수 비결이 있을까? 지금까지 보고된 장수마을은 많지만, 특징적인 세 곳을 알아보자. 파키스탄의 훈자, 그리스의 이카리아, 우리나라 충북 괴산이다.

파키스탄

파키스탄의 훈자 마을은 절대적인 순수함을 간직한 곳이다. 10명 중 1명이 100세 이상 장수하는 마을로 질병이나 질환에 시달리면서 오래 사는 것이 아니라 눈, 귀가 밝고 심장이 튼튼하며 팔다리는 청춘 못지않게 짱짱하다. 그들은 노인이 되어도 농사와 같은 육체노동을 하면서 살아간다.

장수비결을 알아보니 이곳은 눈과 빙하가 녹아 미네랄이 살아있는 깨끗한 물을 마실 수 있는 천혜의 자연환경의 혜택을 받는 곳이었다. 주식으로는 껍질째 빻은 통곡물 흑빵을 주식으로 먹고, 직접 기른 감자, 달걀, 채소 등을 자주 먹는다. 매실과 살구와 같은 신맛이 나는 과일을 매일 섭취한다. 매일 이른 아침부터 몸을 움직이며 노동을 한다. 내일을 걱정하며 아등바등 살지 않고 낙천적이고 쾌활한 성격을 가졌다.

특히, 마을 공동체 생활을 하다 보니 노인을 중심에 두고 활동함으로써 노인을 소외시키는 일이 없다. 노인이 홀로 방치하는 일이 없는 사회문화적 관습으로 노인이 되어도 활기차게 생활할 수 있다.

그리스

이카리아는 그리스 서해안에서 약간 떨어진 작은 섬이다. 감자, 염소젖, 꿀, 콩류, 레몬, 치즈, 과일, 생선 등을 주로 섭취한다. 채소 위주의 식단으로 설탕, 밀가루, 고기를 섭취하지 않는다. 올리브오일과 염소젖과 같은 지중해 식단으로 가공식품이 없다. 낮잠을 자는 습관이 있으며 활발하게 사회생활을 펼치고 운동을 즐긴다.

특히, 65세 이상의 노인도 성생활을 즐기며 스트레스를 받지 않는 생활을 한다. 대부분 그리스 정교회 신자여서 종교적인 이유로 간헐적 금식을 지킨다. 금식은 식사량을 줄여 콜레스테롤 수치와 체질량 지수를 낮추는 효과가 있다.

이런 요소만으로 이곳을 장수촌으로 꼽은 것은 아니다. 이 섬의 사람들은 생활 방식과 공동체 생활에 있어 그들만의 특별한 방식이 장수하도록 도운 핵심 비결인 것 같다.

그들은 밤늦게까지 춤추며 놀다가 늦잠을 자는 일이 많으며, 사생활이 거의 없을 정도로 이웃과 가깝게 지낸다. 실업률도 높고 무직인 사람도 있지만, 불행해하거나 초조해하지 않는다. 서로 나눠 쓰고 빌려주기도 하면서 욕심 없이 산다.

충북 괴산

의학기술이 발전하고 건강에 관한 관심이 높아지면서 우리나라도 점차 장수하는 사람들이 늘어나고 있다. 세계적인 장수마을의 명단에는 올라가지 못했지만, 우리나라에서는 충북의 괴산이 100세 이상의 인구비율이 가장 높은 것으로 알려졌다. 괴산은 공기가 좋고, 물이 맑은 곳으로 유명하다.

100세 이상 고령자들의 생활을 살펴보았더니, 과식하지 않고 소박한 채식 밥상과 절제하는 식습관을 가졌으며 농사를 지으며 규칙적인 생활을 했다. 100미터 거리의 경로당까지 사계절을 걸어 다니며 동년배들과 어울리며 이야기꽃을 피우며 많이 웃는다. 낙천적인 성격을 지닌 사람이 많았다. 사람을 만나는 것을 좋아하고 이해심이 많고 유머를 즐긴다.

장수마을의 비결은 여기에 있다

수명은 유전적 요인과 주변 환경적 요인에서 비롯된다. 유전적 요인은 타고나는 거라서 바꿀 수 없다. 다행스럽게도 기후, 공기의 질, 환경오염, 직업, 교육 정도, 식습관, 생활 수준 등과 같은 요인이 오히려 더 수명과 관련이 있다고 볼 수 있다. 세계 장수마을의 백세인을 보았을 때, 주로 농어촌 지역이나 산간 벽촌 지역에서 많이 살고 있었다. 도시의 공해와 환경오염, 소음이 적고 공기와 물이 맑은 곳이 사람이 살기에 좋다는 것이다.

지금까지 밝혀진 장수 비결 가운데 가장 효율적인 방법은 바로 '소식'이다. 소식으로 열량을 제한하면 체지방을 감소시킨다. 생체조직에서 과산화지질의 생성을 억제시켜 세포의 기능적 손상을 억제하여 노화를 억제하고 노화 관련 질병 발병률을 낮춰 수명을 연장시킨다.

또한, 무병장수하려면 면역력을 키워 몸을 튼튼하게 만드는 운동을 빼놓을 수 없었다. 적당히 몸을 움직이는 사람은 그렇지 않은 사람에 비해 더 오래 산다. 노화가 진행되는 원인 중 하나는 운동 부족으로 인한 근육량 감소에 있다. 가벼운 운동과 적당한 휴식으로 활력 있게 살 수 있다.

각 지역마다 나름대로 특색이 있지만, 공통점이 있었다.

첫째, 천혜의 자연환경에서 맑은 공기와 깨끗한 물을 마신다.
둘째, 채소와 과일, 콩류, 통곡물, 발효식품을 주로 섭취한다.
셋째, 고기를 먹지 않고, 소식하며 천천히 오래 씹어 먹는다.

넷째, 농사와 같은 소일거리를 하면서 몸을 움직이며 꾸준히 활동한다.

다섯째, 긍정적이고 낙천적인 성격으로 스트레스가 없으며 많이 웃고 사람 만나기를 좋아한다.

여섯째, 가족 간 유대관계가 깊으며 노인을 배려하는 지역사회 문화가 발달했다.

누구나 죽음은 두렵기에 건강하게 오래 살고 싶어한다. 중국의 진시황은 불로장생에 눈이 멀어 영생할 수 있는 약을 구하기 위해 지독하게 집착했고, 몸에 좋다는 것은 뭐든지 했지만 결국 50세라는 젊은 나이에 세상을 떠났다.

수명은 신의 영역이지만, 인간의 힘으로도 수명을 늘렸다 줄였다 할 수 있다. 생활 습관과 식습관을 바꾸는 변화 하나가 죽는 날짜를 바꿀 수 있다. 의학이나 약에 의존하지 않고 현재 내 삶에서 작은 변화 하나만 준다면 누구나 지금 당장 실천할 수 있다.

❶

나만의
건강 관리 공식

건강에도 공식이 있다

수학 문제에만 공식이 있는 것이 아니다. 보험 영업에도 성공 공식이 있고, 주식과 부동산을 투자하고 돈을 버는 데도 공식이 있다. 그리고 건강관리를 하는 데도 공식이 있다.

수학 문제를 풀 때 공식을 모르면 정답을 찾을 수 없듯이 건강도 마찬가지다. 공식이 있음을 아는 사람과 모르는 사람의 차이는 어둠 속을 등불 없이 헤매는 사람과 등불을 들고 길을 훤히 밝히며 가는 사람과의 차이와 같다.

건강하기를 바라는 독자라면 최소한 다음에 소개하는 건강 관리 공식만이라도 이해하고 실천해야 자신의 몸을 남에게 맡

기지 않고 스스로 건강을 지킬 수 있다.

건강의 개념에 대해 세계보건기구WHO에 따르면, "육체적, 정신적, 사회적으로 건강한 상태"라고 정의한다. 건강의 개념은 단순 명쾌하지만 실제로 건강한 몸을 지켜 나아가는 일은 간단하지가 않다.

육체적 건강의 공식

과거에는 "잘 먹고 잘살자"라고 했지만, 요즘은 "덜 먹고 잘살자"라고 하는 것이 맞을 것 같다. 현대인에게 많이 발병되는 암, 당뇨, 고혈압, 뇌졸중, 심근경색, 비만 등과 같은 성인병은 주로 영양 결핍보다는 영양의 과잉 섭취로 인해 생기는 질병들이다.

그뿐만 아니라 현대의 음식 문화가 자연식에서 화식火食으로 조리 방법이 바뀌면서 대부분의 음식을 삶고 볶고 튀기고 끓여서 먹게 됨에 따라 생명유지에 없어서는 안 될 중요한 영양소인 비타민C를 파괴하면서 섭취하고 있다. 비타민C 결핍으로 인한 문제를 없애려면 하루 60~90㎎ 정도만 섭취해도 된다.

그러나 면역력 증대, 노화 방지, 암 예방 등과 같이 건강 증진을 위해서는 하루 6,000㎎ 이상 충분한 양을 섭취할 것을 전문가들은 권고한다. 이 정도의 양을 섭취하려면 음식만으로는 부족하고 비타민 보충제를 추가로 섭취하는 것이 도움이 된다.

인체는 합성비타민과 천연비타민의 분자식이 같아 구별하지 못한다. 결국 천연과 합성의 차이는 효능의 차이는 없고, 가격의 차이만 있다. 그러므로 저렴한 비용으로 효과적으로 건강증진에 도움을 줄 수 있는 손쉬운 방법인 합성비타민을 식후에 적절히 복용하면 건강 증진에 도움이 된다.

필자는 비타민C 섭취와 더불어 하루에 녹차를 10잔 정도씩 꾸준히 마시기를 10년이 넘도록 실천하고 있다. 녹차에는 카테킨, 데아닌, 비타민C, 불소 등과 함께 인체에 유익한 다양한 미네랄들을 다량 함유하고 있어 대표적인 건강식품으로 손꼽힌다.

녹차에 들어 있는 주성분인 카테킨은 인체에 축적된 중금속과 각종 독성물질을 해독하는 능력이 탁월하여 요즘같이 미세먼지가 많은 시기에 많은 돈을 들이지 않고도 하루에 몇 잔씩 마시는 것만으로도 손쉽게 미세먼지를 배출할 수 있는 건강관리 방법이다.

육체적 건강에는 먹는 것 못지않게 어떻게 움직이느냐_{운동}가 중요하다. 먹는 것이 신체의 내면적인 장기들의 건강에 영향을 미친다면, 운동은 근육, 뼈, 순발력, 지구력 등 신체의 하드웨어적인 부분의 건강에 중점적으로 영향을 미친다.

육체적 건강 = 음식 + 운동

음식과 운동은 결국, 신체적 음과 양의 조화를 이루는 환상의 짝꿍인 셈이다. 아침 일찍 일어나 워밍업으로 스트레칭을 한 후 1시간 정도 유산소 운동을 비롯하여 근력 운동을 하고 나면 머리도 맑아지고 기분도 좋아진다. 컨디션이 향상되어 회사에서 업무 능률이 훨씬 높아지므로 자신에게 맞는 운동법을 찾아 매일 지속적으로 실천하길 바란다.

근육과 뼈의 역학관계를 택배 박스 포장에 비유한다면, 운동을 많이 해 탄력적인 근육을 가진 몸은 단단하게 묶어서 잘 포장된 택배 박스처럼 쓰러져도 근육이 뼈를 강하게 조이고 있어 쉽게 부러지거나 다치지 않는다. 하지만, 운동하지 않아 물렁물렁하고 힘이 없는 근육은 뼈를 견고하게 잡아주지 못해 넘어지거나 부딪히면 쉽게 부러지고 크게 다칠 수 있다.

운동으로 다져진 탄력적인 근력일수록 몸매가 날씬하고 균형이 잡히며 면역력이 올라가고 건강해져 활력 넘치는 삶을 살 수 있다. 스트레스를 해소하고 자신감 넘치는 일상생활을 영위하게 하는 원동력이 된다. 근력은 노력의 산물이다. 노화하는 신체에 청춘의 에너지를 불어넣는 최선의 방법은 운동밖에 없다. 원하는 것을 얻으려면 반드시 노력이라는 정성이 필요하다. 세상에 공짜는 없다.

불행은 부르지 않아도 찾아온다. 그러나 행복은 노력해야 얻을 수 있다. 질병은 부르지 않아도 찾아온다. 그러나 건강은 노력해야 얻을 수 있다. 건강과 행복은 따로 떨어진 것이 아니라 서로 붙어 있다. 결국, 건강과 행복은 둘이 아니라 하나다.

정신적 건강의 공식

뇌 과학자들의 말에 의하면, 뇌는 근육과 그 성질이 유사하다고 한다. 근육을 사용하지 않고 방치하면 근육이 감소하고 약해지듯이 뇌도 새로운 지식이나 정보로 자극해 주지 않으면 뇌 회로가 파괴되고 기능이 점점 쇠퇴해진다. 뇌를 자극하고 훈련하는 좋은 방법은 뇌를 많이 사용하는 데 있다.

> 정신적 건강 = 독서 + 여행

주기적으로 독서나 강연, 세미나 등을 통해 새로운 지식과 정보로 뇌를 자극시켜야 한다. 독서를 하면 뇌세포가 활성화되어 정신적인 퇴보를 막아 준다. 새로운 것을 끊임없이 배우고 익히니 균형 잡힌 사회생활도 영위할 수 있다. 독서 중에서도 고전 읽기를 추천한다. 고전을 통해 수많은 선현들의 지혜를 얻을 수 있으며, 미래를 선도적으로 살아가는 데 필요한 길잡이 역할까지 해준다.

여행은 답답하고 틀에 박힌 일상에서 벗어나 새로운 환경에서 새로운 경험을 통해 지난 과거를 반성하고 재충전할 기회를 준다. 마치 대나무가 마디를 형성하며 자라나 세찬 비바람에도 쉽게 부러지지 않는 것처럼 여행을 통해 일상에서 벗어나 잠시 멈추고 쉬었다 가는 쉼이야말로 정신적, 심리적 건강에 무엇보다 중요하다.

아름다운 추억을 많이 남길수록 나중에 힘든 일이 있을 때 꺼내어 회상하면서 다시 일어설 원동력이 되어준다. 여행을 통해 일상에 지친 몸과 마음을 치유하고 앞으로 또 전진할 수 있다. 여행은 힐링, 새로운 시작, 그리고 재충전의 기회다. 여행을 통해 새로운 도전과 추진력을 얻을 수 있다. 목적지보다 목적지를 향해 도전하는 과정이 더 중요하다. 그것이 인생이고, 삶의 추억이자 발자취이기 때문이다.

여행의 3가지 즐거움은 '먹거리, 볼거리, 할 거리'로 이 세 가지를 얼마나 잘 즐기느냐에 달려 있다. 마음껏 먹고, 보고, 즐기는 그 순간들이 바로 내 인생의 봄날이다. 머나먼 인생길에서 "혼자 가면 기억이지만, 함께 가면 추억이다. 혼자 가면 빨리 가고 함께 가면 멀리 간다"라는 말이 있다. 기억은 단순하지만, 추억은 다양한 이야깃거리가 많이 있으며, 혼자해도 자유롭고 힐링이 되지만, 좋은 사람과 함께하면 더 오랜 추억으로 남아 자신의 삶을 다채롭게 채색한다.

어떤 이는 인생을 여행에 비유한다. 우리는 저마다 무거운 짐을 지고 자기의 길을 가는 인생의 나그네다. 옳은 길을 가되 적절한 속도와 적절한 걸음걸이로 가야 한다. 내 인생의 봄날을 위해, 내 영혼의 평화를 위해 여행을 떠나자. 삶은 곧 여행이고, "아름다운 이 세상 소풍 끝내는 날 아름다웠노라"라고 말해보자.

재무적 건강의 공식

재무적 건강이 무너지면 육체적, 정신적 건강도 함께 무너질 가능성이 매우 크다. 빚에 몰려 스스로 목숨을 끊거나 가족

동반 자살까지 하는 사건을 보면 안타까움을 금할 수가 없다. 일반 서민이 재무적 건강을 지키려면 무엇보다도 근검절약하고 지출을 통제하는 경제적 관념이 중요하다. 쓸 때는 써야 하는 것이 돈이지만, 지출을 통제하려면 합리적인 구매 의사 결정을 하는 것이 중요하다.

재무적 건강 = 지출 통제 + 수입 증대

예를 들어, 아직 소득이 없는 중·고등학생들이 지나치게 명품 브랜드에 집착하여 값비싼 의류를 입기 시작한다면 과소비와 사치의 시작이다. 분수에 맞는 소비 패턴을 유지하면서 소득 증대를 이루어나가는 것이 재무적 건강을 위한 서민의 생활에 바람직한 태도라고 할 수 있다.

살까 말까 고민되는 물건은 안 사는 것이 정답일 때가 많다. 사고 싶은 물건은 장바구니 목록에 담았다가 1주일 뒤에도 사고 싶은 마음이 그대로인지 기다려보자. 의외로 물건을 사고 나면 흥미가 떨어지기도 한다.

평소 충동구매를 하는 성향이라면, 스마트폰의 쇼핑몰 어플을 삭제하는 것도 좋다. 매일 만 원씩 지출 예산을 짜서 쓰지 않고 돈이 남았다면 저축하거나 사고 싶었던 것을 구입함으로써 자신에게 보상하는 것도 좋다.

돈을 모을 때는 단순히 미래가 불확실하고 불안해서라기보다는 계획성 있는 지출을 위해 모아야 스트레스를 받지 않는다. 주택 마련이나 여행, 자녀 유학 등과 같이 단기 혹은 장기적인 목표를 설정하여 돈을 모아야 꾸준히 모을 수 있다.

이거 알아요!		
건강 관리를 위한 3가지 공식		
건강 공식 개요		
구 분	핵심 요소	세부 내용
육체적 건강	음식	과일, 채소, 통곡물, 청국장, 녹차, 비타민C, D, 오메가3, 미네랄
	운동	걷기, 조깅, 홈트레이닝, 등산, 헬스(근육운동), 자전거, 수영, 골프, 승마
정신적 건강	독서	책, 고전, 신문, 잡지, 공부, 세미나, 강연
	여행	힐링 여행, 국내외 명승지, 버킷리스트, 명상
재무적 건강	지출 통제	근검절약, 분수 지키기, 저축하고 남은 돈을 소비하기
	수입 증대	저축, 맞벌이, 투자(주식, 부동산, 채권)

❷

생활
습관법

젊음을 유지하는 최고의 비결은?

건강하고 아름답게 나이 들고 싶으면 식습관, 운동, 일, 사랑, 나눔과 같은 자기 관리가 필요하다. 잘못된 생활 습관은 병을 만든다. 식습관을 비롯하여 일상생활에서도 생활 방식이 점차 서구화되면서 암, 당뇨, 동맥경화, 비만, 통풍 같은 생활 습관병이 점차 늘어나고 있다.

삶의 가장 중요한 가치 중에 1순위는 건강이다. 건강해야 행복하게 살 수 있다. 건강을 지키려면 운동을 꾸준히 해야 한다. 운동할 시간이 없다면, 하루를 새벽 운동으로 시작하는 습관을 들이는 것이 건강을 지키는 지름길이다. 운동할 시간이 없다는 사람일수록 병원으로 약국으로 뛰어다니며 줄서고 기다리고 소비해야 할 시간이 늘어난다는 사실을 잊지 말아야 한다.

생활 습관병은 면역력이 떨어지는 50대 이후가 되면 발병률이 높아진다. 그러다가 60세 이후 노년이 되면 그 증가세가 더욱더 가팔라진다. 보건복지부 통계에 의하면, 65세 이상 노인들의 가장 큰 지출내역이 바로 의료비다. 정년 퇴직 이후에 수입이 줄어든 상황에서 병이 나면 의료비 부담이 만만치 않다. 그래서 노후 파산의 가장 큰 원인 중의 하나가 된다. 그 결과 가난하고 우울하게 노후를 보내야 한다.

급속도로 진행되는 고령화 시대를 맞이하여 철저하게 준비한 사람과 그렇지 않은 사람들과의 노후생활은 엄청난 격차가 있다. 젊은 시절부터 노년을 위해 연금을 준비하듯 건강 관리에도 충실히 해야 한다. 그래서 과거에는 '재테크' 라는 말이 유행했지만, 요즘은 '헬스테크health Tech, 근육테크' 라는 말이 유행하고 있다. 100세 장수시대에는 건강이 최고의 재테크다.

중요한 것은 '얼마나 오래 사느냐' 가 아니라 '얼마나 건강하게 사느냐' 다. 아직 젊다고 건강에 대해 자칫 방심하면 노년에는 병원이나 약국에서 줄을 서며 그동안 저축한 돈을 의료비로 지출해야 하는 안타까운 일이 발생할 수 있다. 돈이란 내가 쓰면 내 돈이고, 자식이 쓰면 자식 돈이고, 늙고 병들어 요양보호사를 고용하면 요양보호사 돈이 되고 만다. 젊은 시절 건강을 희생해서라도 돈을 벌겠다는 생각보다 건강을 챙기며 돈도 벌겠다는 마음가짐을 갖자.

건강에 대해 방심과 조심의 차이는 젊어서는 미미하지만, 노년에는 엄청난 결과를 가져온다. 개인에 따라 시차는 있어도 오차는 없다는 사실을 명심해야 한다. 그러면 어떻게 준비하는 것이 현명한 방법일까?

항노화 전문가들은 다음과 같이 살면 노화를 지연시키고 젊음을 되찾을 수 있다고 주장한다.

☞ 규칙적인 생활 습관, 균형 잡힌 식사, 꾸준한 운동, 좋은 인간관계, 긍정적인 사고관

노화는 필수가 아니라 선택이다. 스스로 하기 나름이다. 노화는 의지에 따라 얼마든지 막을 수 있고, 젊었을 때 수준으로 원상 복구 할 수도 있다.

"노화 증상의 70퍼센트를 생의 마지막 단계까지 예방할 수 있다"라고 말한 미국의 헨리 로지 박사의 말에 귀 기울여야 한

다. 동맥경화, 고혈압, 심장병도 불과 50년 전까지는 불치병이자 나이가 들면 어쩔 수 없이 걸리게 되는 숙명처럼 생각했다. 하지만, 오늘날에 와서는 식이요법이나 생활요법 등으로 예방뿐 아니라 완치도 가능하게 되었다.

세계적인 건강연구소의 많은 학자가 공통으로 추천하는 생활 습관 5가지를 명심하고 실천하도록 하자. 어렵지 않으며 조금만 의식하고 노력하면 누구나 성공할 수 있다.

건강한 생활 습관 5가지

1. 신선한 과일, 채소, 녹차 등 자연식품을 섭취한다.
2. 당분, 탄산음료, 포화지방이 높은 음식은 피하고, 담배를 끊는다.
3. 비타민C와 D, 오메가3 지방산을 많이 섭취한다.
4. 규칙적인 운동유산소 운동 + 근육 운동을 한다.
5. 밝고 긍정적이고 평화로운 마음을 갖는다.

건강, 작심 100일이면 된다

단군 신화를 보면, 곰과 호랑이가 사람으로 환생하기 위해 100일 동안 쑥과 마늘만 먹어야 한다는 이야기가 나온다. 극한의 환경에서 인내력이 약한 호랑이는 100일을 채우지 못해 사람이 되지 못했고, 끈기와 인내력이 강한 곰은 100일을 잘 견디내어 결국 사람이 되었다. 이 신화가 말하고자 하는 진실과 교훈은 무엇일까? 그 전에 몇 가지 의문이 드는 점이 있다.

첫 번째 의문, 과연 곰이 사람이 될 수 있을까?
두 번째 의문, 100일의 진정한 의미가 무엇일까?

곰은 사람과 유전적 형질이 완전히 달라 결코 사람이 될 수 없다. 그러나 생으로 먹을 때 가장 먹기 힘든 식품 중의 하나인 마늘을 먹는 고통을 100일간이나 참아내며 인내한 결과 결국 사람으로 변신하는 데 성공했다.

여기서 시사하는 바는 곰이 100일 만에 사람이 되었다는 사실에 있지 않다. 그 어떤 불가사의해 보이는 어려운 환경이라 할지라도 100일 동안 끈기와 인내를 가지고 인고의 노력으로 극복하고자 한다면 반드시 그 뜻을 이룰 수 있다는 희망을 백성들에게 심어주고자 한 것이라 여겨진다.

이와 같은 신화적 메시지는 강한 인내심을 지닌 한 민족의 민족 정신으로 승화되었다. 역사적으로는 고려 시대 몽고의 침략으로 40년간의 대몽 항쟁을 이어갈 수 있는 민족적 대동단결을 이루는 바탕이 되었다. 조선 말기에는 일제 36년간의 침략을 극복하고 나라를 되찾을 수 있었다. 우리나라는 예로부터 약소국으로서 740여 회가 넘는 수많은 외침을 받아왔지만, 그때마다 온 백성이 단합하여 외침을 물리치고 나라를 지켜냈다.

또한, 아기가 태어나면 100일이 되는 날 친인척들이 모두 모여 백일잔치를 해주며 축하해 주었다. 그 이유가 무엇이었을까?

옛날에는 아이가 사소하게 아프기만 하여도 의료시설이 마땅치 않고 치료약을 구하기 어려워 쉽게 목숨을 잃는 경우가 많았다. 그래서 아이가 세상에 태어나 100일이 지나면 비로소 위험한 상황을 잘 극복하고 면역력을 갖추어 장기간 생존의 기반이 마련되었다는 의미에서, 그리고 오랜 임신기간을 거쳐 출산의 고통을 감내하고 100일 동안 무사히 잘 키워준 어머니의 노고에 대한 감사와 축하 의미를 담아 100일이 되는 날에 축하 잔치를 베풀어 주었던 것이다.

태초의 단군 신화에서부터 의학문명이 발달한 지금까지 100일이라는 기간은 사람들이 새로운 환경에 적응하는 데 필요한 최소한의 기간이자 새로운 과업과 임무를 부여받았을 때 어려움을 극복하고 도전해 봐야 할 최소한의 기간으로 삼곤

했다. 중요한 일을 앞두고 기도를 올릴 때도 100일에 큰 의미를 두었다.

뇌에 습관을 각인시키는 데 21일이 걸린다고 해서 21일의 법칙이 있다. 이 습관을 몸에 완전히 배게 하려면 두 달간 이어가야 한다. 그리고 새로운 습관을 완전히 자기 것으로 만들려면 석 달, 총 100일이라는 시간이 걸린다.

아무리 좋은 보약이라도 한 번 먹고 단번에 건강해지는 묘약은 세상에 없다. 그래서 음식을 약으로 삼아야 한다. 건강은 평소에 일상생활 속에서 정성껏 챙겨야 한다. 옛날 조상들이 100일 기도로 간절히 소망하듯이 그런 정성스러운 마음으로 소중한 내 몸을 보살피는 것이 가치 있는 삶이다.

인체의 메커니즘을 따르는 최고의 식습관

1. 매일 먹는 탄수화물의 양을 줄인다: 운동으로 살을 빼는 데는 한계가 있다. 운동선수도 아닌데 매일 규칙적으로 혹독하게 몸을 단련시키려면 큰 결심이 필요하다. 식사량을 조절하는 게 더 쉬운 일이다. 밥 이외에 빵, 면, 과자, 음료수를 피하고 채소, 두부, 생선의 양을 늘리자.

2. 먹는 순서를 바꾼다: 밥부터 먼저 먹으면 혈당이 단숨에 상승한다. 우리 몸이 소화시키는 시간을 고려해서 채소나 과일 → 탄수화물(밥) → 고기(단백질) 순서가 좋다. 그러나 한식은 고기부터 먹고 밥을 먹는 습관이 뼛속부터 있어서 채소나 과일 → 고기(단백질) → 탄수화물(밥) 순서로 먹어도 좋다. 고기부터 먹으면 포만감이 들어 밥양이 줄고 혈당치의 상승을 억제할 수 있다.

3. 물을 자주 마신다: 물을 자주 마시기란 쉽지 않다. 알람을 하거나 매시간 정각에 물 한 잔씩 마시는 습관을 들인다.

4. 80%만 먹는다: 먹는 양을 줄이면 장수 유전자가 활성화된다. 장시간의 공복도 좋지 않지만, 항상 배가 부른 상태로 있는 것은 더 안 좋다. 밥그릇 크기를 작은 것으로 바꾸거나 젓가락으로만 식사한다. 천천히 오래 씹어먹을수록 포만감이 느껴진다.

긍정적인 생활을
위한 노하우

폴 새뮤얼슨의 행복 방정식

가치 있는 삶을 살려면 어떻게 살아야 할까? 남보다 더 많이 가진 부富, 남보다 더 높은 지위나 명예, 남보다 더 많이 알고 있는 지식이 가치 있는 삶일까?

오는 데는 순서가 있어도 가는 데는 순서가 없다는 말이 있다. 수천 억 원 수조 원의 재산을 가진 대기업 회장들 중에도 건강을 잃는 순간 100년도 채 살지 못하고 60~70대의 나이에 이 세상을 떠나는 안타까운 모습을 보게 된다. 많은 재산은 맛있는 음식과 좋은 집과 좋은 차, 비싼 옷과 갖고 싶은 모든 것을 마음껏 가질 수 있는 풍요로운 생활을 준다. 그러나 몸이 아파 병석에 누웠을 때는 자신을 대신해서 아파해 줄 사람을 전 재산으로도 구할 수가 없다.

부와 명예는 성공의 상징이다. 그들의 성공한 인생에서 남다른 노력과 노하우가 있음을 인정하고 존중하며 성공적인 삶을 배우려는 자세를 견지하는 것이 바람직하다. 하지만, 그것이 마치 인생의 전부인 것처럼 받아들이는 것은 행복한 삶을 살아가는 데 있어 과도한 스트레스의 요인으로 작용하여 건강을 잃게 될 염려가 있기에 경계하는 것이 좋다.

남보다 많은 재산이 물질적인 풍요를 줄 수는 없지만, 행복까지 보장하는 것은 아니다. 오히려 과도한 욕망에 사로잡혀 인생을 낭비하거나 늘 남과 비교하며 자기 자신을 학대하며 사는 것을 경계해야 한다.

행복은 소유에 비례하기도 하지만 욕망에 반비례하기 때문에 소유가 늘었더라도 그만큼 욕망이 커져 버리면 행복감은 오히려 줄어든다. 많은 재물이 생활을 편리하게 할 수도 있고, 하고 싶은 일을 돈의 힘으로 쉽게 할 수 있게 해 주지만 삶의 행복을 다 가져다주는 것은 아니다. 행복은 마음속에 있기 때문이다.

아무리 많은 것을 소유했다고 할지라도 그 만큼 욕망이 더 커져 버리면 행복지수는 오히려 감소한다. 미국 최초의 노벨 경제학상 수상자인 폴 새뮤얼슨은 '행복은 욕망분의 소유다行복=소유/욕망' 라고 하는 행복 방정식으로 이를 간단하게 정의했다.

분자인 소유를 늘리는 것이 과거 팽창사회의 행복추구 방식이었다면, 수축사회로 진입한 이 시대에는 분모인 욕망을 조절해 행복을 추구하는 것이 실질적인 행복지수를 높이는 더 지혜로운 방법이다. 소유가 많다고 해서 무조건 행복할 것 같지만 소유한 것 이상으로 욕망이 커져버리면 오히려 행복감이 커지지 않고 줄어들게 된다.

자동차를 새로 구입했을 당시의 행복감은 대단히 컸지만, 일정한 시간이 지나고 나서 좀 더 크고 좋은 차를 갖고 싶은 욕망이 생기는 순간 지금 소유한 자동차에 대한 행복감은 줄어든다. 그래서 소유가 커지는 것보다 욕망을 줄이거나 조절하는 것이 행복으로 가는 지름길이라는 것이다.

내가 지금 가지지 못한 것에 집중하면 인생은 결핍이 되지만, 내가 지금 가지고 있는 것에 집중하면 인생은 감사함이 된다.

행복은 가까운 곳에 있다

사람이 살아가면서 고통 받는 문제는 대개 세 가지 요인으로 요약된다. 돈, 건강, 인간관계다. 인간관계를 잘 풀어가는 방법은 관계보다 만남에 초점을 맞추는 데 있다. 관계가 아니라 만남에 집중하면 생각이 바뀐다. 그리고 상대에게 거짓이 없어야 하고, 대가를 바라지 말아야 한다. 그래야 순수한 만남을 오래 이어갈 수 있다.

세상을 사는 방법에는 두 가지가 있다. 주인으로 살거나 아니면 종으로 사는 것이다. 남의 눈을 의식하며 남이 원하는 삶을 살거나, 자신이 처한 환경에 대해 불평을 하고 남이 가진 것을 부러워하며 남처럼 살고자 한다면 아무리 잘 살아도 결국 종으로 사는 인생이다. 이 세상 어디에서든 어떤 어려움이 있던 자신이 주인이 되어 살아간다면 단 하루를 살아도 참된 삶을 사는 것이다.

추사 김정희 선생은 제주도에 유배되었던 9년이라는 시간 동안, 절망하거나 원망하지 않고 학문과 예술로 승화시키는 계기로 삼아 '추사체' 라는 명필을 남겼다. 다산 정약용 선생은 18년간 전라도 강진에서 어려운 유배생활을 허송하지 않고 학문 연구에 매진하여 《목민심서》, 《경세유표》, 《흠흠신서》 등 500여 권의 방대한 저술을 남기며 조선 후기 실학사상을 집대성하는 위대한 업적을 남겼다.

이 두 분의 삶이야말로 대표적인 '수처작주 입처개진隨處作主 立處皆眞: 어느 곳이든 가는 곳마다 주인이 되면 그곳은 모두 진리다' 하는 삶을 살아 온 표본이다.

철학자 칸트는 행복의 세 가지 조건에 대해 이렇게 말했다.

첫째, 할 일이 있다.

둘째, 사랑하는 사람이 있다.

셋째, 희망이 있다. 그 사람은 지금 행복한 사람이다.

우리가 행복하지 않은 건 내가 가지고 있는 걸 누리며 감사하기보다 다른 사람이 가지고 있는 걸 탐내기 때문이다. 행복해지고 싶다면 내가 가지고 있는 것들, 내 주변에 있는 많은 사람을 아끼고 사랑해야 한다. 남이 나를 행복하게 만들어 주기를 기다리지 말고, 스스로 행복을 만들어 가면 그 결과 주변 사람들에게 행복 바이러스를 퍼뜨릴 수 있다. 행복은 '셀프'다. 행복의 씨앗을 스스로 만들어 보자.

가슴 뛰는 순간을 만들자

죽음이 임박했을 때 가장 후회스러운 일은 '스스로 무시하며 살았다'는 것이다. 가슴이 원하는 삶을 살지 않은 것만큼 큰 어리석음은 없다. 남의 기준에 맞추고 사회의 암묵적인 동의에 의문 없이 따름으로써 그렇게 살지 않았다면 경험했을 더 많은 기쁨을 스스로 놓쳐 버린 건 아니었을까?

미국의 시인이자 소설가인 마야 안젤루는 "인생은 숨을 쉰 횟수가 아니라 숨 막힐 정도로 벅찬 순간을 얼마나 많이 가졌는가에 의해서 평가된다"라고 말했다. 그리고 시인 올리버는 묻는다.

"당신은 단지 조금 숨을 쉬면서 그것을 삶이라 부르는가?"

숨 막히게 사랑한 순간이 얼마나 많았는가? 숨 막히게 몰입한 순간, 숨 막히게 접촉한 순간, 그것이 꼭 거창한 순간일 필요는 없다. 당신의 삶은 어떤 순간들로 채워져 있는가? 스스로 물어보자.

죽어서 저승에 갈 때 여행 가방이 텅 비지 않도록 '가슴 뛰는 순간'을 많이 만들며 살아야 한다. 이 세상을 떠날 때 당신이 가져갈 수 있는 유일한 것들은 당신의 가슴에 담긴 것들이다.

행복 호르몬 세로토닌 늘리는 비결

세로토닌이 부족할 때 나타나는 증상은 다음과 같다.

☞ 피곤할 때 단 것이 당긴다.

☞ 배가 고프면 탄수화물을 찾는다.

☞ 스트레스를 받으면 폭식한다.

☞ 쉽게 피로감을 느낀다.

☞ 만사가 귀찮다.

☞ 건망증이 있거나 인지기능 저하를 느낀다.

☞ 소화가 잘 안 된다.

☞ 불안하고 초조해서 가만히 있지 못한다.

☞ 불면증에 시달린다.

☞ 혼자 있으면 우울하다.

위 증상에서 두 가지 항목 이상 해당한다면 아래 솔루션을 매일 실행해보자.

1. 나와 남을 매일 칭찬한다.

2. 비타민D 합성과 아침에 많이 분비되는 세로토닌을 위해 매일 아침 창문을 열고 햇볕을 쬔다.

3. 규칙적으로 매일 유산소 운동을 20분씩 한다.

4. 좋아하는 일을 하고, 스트레스를 주는 일을 피한다.

5. 단백질이 풍부한 음식을 섭취한다.

6. 채소나 제철 과일, 콩류 및 통곡물을 섭취한다.

7. 3백 음식흰 밀가루, 흰 설탕, 흰 쌀을 피한다.

8. 카페인 섭취를 줄인다.

9. 과식과 야식을 끊는다.

10. 잠을 충분히 잔다.

좋은 물을
마셔야 하는 이유

내 심장을 따라 하면 건강해진다

질병의 뿌리는 내가 먹은 음식이다. 내가 먹은 음식의 노폐물이 병을 일으킨다. 병원에 가면 혈액을 뽑아서 간 수치, 콜레스테롤 수치, 혈당, 요산 수치 등을 검사하고 분석한다. 입으로 들어와 몸에 쌓인 음식물의 쓰레기가 얼마나 축적되었는지 측정하는 것이다.

병원에서 의사는 약에 대한 처방, 수술, 방사선 치료를 한다. 이러한 치료를 받으면 병이 나을 거라고 착각하기 쉽다. 그러나 생활 습관과 식습관을 바꾸지 못하면 다시 재발한다.

약은 몸속의 쓰레기를 근원적으로 없애지 못한다. 건강해지려면 이러한 노폐물 제거와 면역력 증대가 핵심이다. 몸속 쓰레기인 노폐물을 없애려면 효소를 조절하여 음식물을 완전히 연소시켜야 한다. 노폐물을 연소시키고 배출하는 핵심적인 물질은 '물과 비타민과 미네랄'이다. 이들이 몸속 노폐물을 태우는 불쏘시개 역할을 한다.

지방, 단백질, 탄수화물 3대 영양소를 에너지 영양소라고 한다면 물과 비타민과 미네랄은 효소활동을 돕고 노폐물을 배출하는 데 도움을 주는 조절 영양소다. 비타민은 효소의 활동을 돕는 윤활유 역할을 한다. 효소는 물, 비타민, 미네랄의 도움 없이는 작동하지 않는다. 기계도 윤활유가 부족하면 고장을 일으키듯이 인체도 윤활유 역할을 하는 비타민과 미네랄이 결핍되면 질병이 생긴다.

물은 효소와 몸속의 모든 영양소를 이동시킨다. 물을 통해 영양소가 세포에 전달되고 물을 통해 노폐물이 대소변으로 배출된다. 물을 적게 마시면 만성변비의 원인이 된다. 하수구가 막히는 것이다. 소화액인 침이나 위액도 물이 없으면 안 된다. 노폐물은 물의 힘으로 대소변으로 배출된다. 노폐물을 배출하려면 하루에 2리터 이상의 물이 필요하다.

음식물로 섭취하는 물의 양은 하루에 약 1리터에 불과하다. 물을 적게 마시면 노폐물의 축적은 피할 수 없고, 노폐물 축적으로 인한 질병의 발병은 필연이 된다. 물은 면역세포T임파구, B임파구, 백혈구 등를 이동시키고 신진대사를 활성화 시킨다. 물이 부족하면 피부도 건조해져서 피부 노화의 원인이 된다. 암 환자들의 공통점 중 하나는 물을 적게 마신다는 점과 영양실조인 경우가 많다. 물을 잘 안 마신 결과 노폐물 축적이 이루어졌고 그 결과 암이 발병한다.

질병이란 내 몸을 소홀히 관리한 결과로 되돌아오는 내 몸으로부터 받는 보복이다. 건강에 대해 무지하면 내 몸으로부터 질병이란 이름으로 반드시 보복당한다는 사실을 명심하자.

혈액은 약알칼리성pH 7.3~7.4이다. 반면에 우유, 커피, 식초, 사이다, 콜라, 소주, 맥주, 위스키 등은 강산성 물질로 우리 몸을 탈수시키는 역할을 한다. 몸은 산성 물질이 들어오면 그 양의 1.2배를 배출시켜 약알칼리성으로 유지하려는 노력을 한다. 맥주 10잔을 마시면 우리 몸은 12잔의 수분을 배출한다.

이것은 모든 생명체가 갖는 하나의 원칙인 신비한 '항상성의 원칙' 때문으로 어떤 기준점을 벗어나지 않으려는 원리다. 그래서 체온이 36.5도를 유지하고 술을 아무리 많이 마셔도 일정

기간이 지나면 이뇨작용을 통해 혈액은 다시 약알칼리성을 유지하는 것이다. 그래서 과음하면 이뇨작용이 일어나 더 많은 수분이 배출되어 수분결핍으로 인해 목이 마르고 피부가 건조해지고 피부 노화를 촉진한다.

물이 얼마나 중요한지 심장의 경우를 살펴보자. 심장은 인체의 여러 장기 중에서 암에 가장 잘 안 걸리는 장기다. 네 가지 이유 때문인데, 신선한 혈액으로 산소가 풍부하고, 심장 박동 운동에 의해 에너지가 일정하게 공급되고, 규칙적인 운동을 하고, 혈액혈액은 물이 83퍼센트이 풍부하기 때문이다. 심장이 하는 4가지를 따라 하면 암도 예방하고 무병장수할 수 있다.

몸속 노폐물은 만병의 근원

노폐물은 물만 많이 마셔도 땀, 대변, 소변으로 충분히 배출시킬 수 있다. 물은 영양분을 운반하고 정보를 전달하고 근육을 움직인다. 사람들이 물을 물처럼 우습게 생각하고 물을 적게 마시면 몸은 수분 배출을 줄이기 위해 간에서 항이뇨 호르몬을 분비하는데, 신장의 기능을 저하시키는 원인이 된다. 결국 물을 적게 마시는 습관을 지닌 사람은 신장의 활동성을 떨어뜨려 서서히 그 능력을 잃어 가게 만든다.

몸에서 가장 많은 노폐물은 소금에 의해 축적된다. 물을 적게 마시면 피부가 거칠어지고 부종이 오고, 혈압이 높아지고 신진대사가 떨어져 수족이 차진다. 이는 물이 부족해지니 몸이 제대로 작동하기에 힘들어하는 것이다.

인간은 신체에 수분결핍이 4퍼센트만 되면 심한 갈증을 느끼고 신체 쇠약 증상이 나타나기까지 한다. 수분결핍 비율이 6퍼센트를 넘으면 증상이 더욱 악화되고 20퍼센트 이상 결핍되면 죽음에 이른다. 혈액은 약 83퍼센트가 물이고, 심장은 79퍼센트가 물이다. 비장이나 근육, 뇌는 약 75퍼센트가 물로 이루어져 있다. 세포는 체액이라는 물속에 떠 있다고 해도 과언이 아닐 정도로 약 90퍼센트가 물이다.

그런데 물의 중요성을 잘 모르는 사람들은 화장실에 자주 가기가 싫어서 물을 안 마신다고 한다. 화장실 자주 가는 것이 번거로운 사람들의 마음을 이해하지 못하는 바는 아니지만, 일시적인 불편함보다는 건강을 위해 불편을 감내하는 것이 더 중요하지 않을까?

하루에 물은 얼마나 마셔야 할까?

WHO가 100세 이상 장수의 조건 중 하나로 '깨끗한 물' 음용을 꼽았다. 물은 단순히 갈증 해소뿐 아니라 건강한 신체 유지를 돕는 역할을 한다. 물은 몸에 불필요한 찌꺼기를 땀이나 대소변을 통해 몸 밖으로 배출함으로써 신진대사를 활성화하고 체내 균형을 잡아준다.

또 내장의 활동을 도와주고 섭취한 음식물의 영양소를 흡수하고 소화시키는 데 도움을 준다. 피부가 거칠고, 변비가 있고, 손발이 찬 사람들은 대개 물을 적게 마시는 공통점이 있다. 깨끗한 물만 충분히 마셔도 수명이 늘어난다. 깨끗한 공기를 위해 공기청정기를 꼼꼼히 고르듯이 물 역시 제대로 골라 마셔야 한다. 건강식품을 사 먹는 것보다 훨씬 중요한 것이 바로 몸에 좋은 물을 찾아 마시는 것이다.

상수도 시설의 보급이 수인성 전염병을 예방하여 영유아 사망률을 낮추었고, 깨끗한 위생으로 인해 수명을 증가시키는데 크게 기여했다. 인류의 평균 수명을 획기적으로 증가시킨 일등 공신은 바로 물이다.

평균적으로 사람들의 하루 평균 수분 소모량은 소변으로 배설되는 수분이 약 1.4리터, 소변 외로 배출되는 수분이 약 1리터로 총 2.4리터에 달한다. 따라서 하루에 음용해야 하는 수분도 2.4리터가 되어야 한다. 사람이 하루 중에 음식으로 섭취하는 수분량은 1~1.2리터 정도 되므로 적어도 식사 외에 1리터 이상의 수분을 보충해야 한다.

그런데 사람마다 키나 체중이 다르므로 물의 적정 음용양은 한국수자원공사 자료에 따르면, 자기 몸무게의 0.03리터를 곱한 양이 하루에 마셔야 할 물의 양이다. 몸무게가 70kg이면 70×0.03=2.1로 하루에 2.1리터, 60kg이면 1.8리터, 50kg이면 1.5리터 정도의 물을 마시는 것이 좋다. 그러나 물은 한 번에 500밀리리터 이상 마시지 말고, "조금씩, 천천히, 자주" 마셔주는 것이 좋다.

물은 인체에 소중한 보약이지만 누구에게나 약이 되지는 않는다. 어떤 경우에는 필요 이상으로 많이 마시면 독이 되는 사람도 있다. 정상인은 물을 많이 마셔도 문제가 안 되지만 우리 몸에서 정수기와 같은 역할을 하는 신장 기능이 떨어진 사람은 물을 많이 마시면 신장에 큰 부담을 줄 수가 있다.

또한, 간경화증, 울혈성 심부전, 갑상샘기능저하증, 부신기능저하증 등을 앓고 있는 환자는 물을 너무 많이 마시면 오히려 독이 될 수도 있으니 주의해야 한다. 또 짧은 시간에 너무 많은 양의 물을 마시면 혈중 나트륨 농도를 떨어뜨려 '나트륨 과소혈증'을 유발할 수 있으니, 물은 천천히 조금씩 자주 마시는 것이 가장 현명한 방법이다.

사람의 신장은 1시간에 약 500씨씨의 물밖에 걸러주지 못하기 때문에 한 번에 1리터1,000씨씨를 마시면 나트륨 과소혈증이 나타날 수가 있다. 특히 신장 기능이 약하거나 노인이나 영유아는 수분을 음용할 때 과도하지 않도록 주의해야 한다.

몸에 좋은 물은 어떤 물일까?

물을 적게 마시고 약을 먹으면 노폐물이 축적된다. 그래서 몸속으로 들어온 산소의 일부가 유해산소인 활성산소로 변형되어 세포를 공격한다. 이 활성산소의 공격을 막아주는 역할을 하는 것이 물과 비타민과 미네랄이다. 의학적으로 좋은 물의 조건은 인체에 해로운 병원균이 없고 깨끗한 것이 좋은 물이다. 음식의 분해, 소화, 흡수를 높이는 약알칼리성Ph 7.3~7.4 정도이 산성화한 물보다 좋은 물이다.

한국수자원공사가 제시하는 건강한 물의 기준은 "무색·무취, 8~14℃, 중성 또는 pH 6~7의 약알칼리성, 과망간산칼륨 함유량 2㎎/리터 이하, 염소이온 12㎎/리터 이하, 경도 100㎎/리터 이하, 증발 잔류물 40~100㎎/리터 이하, 유해성분중금속·

농약 등이 없을 것, 미네랄 성분이 100㎎/리터 정도 함유된 것"
을 좋은 물로 규정하고 있다.

  세균·중금속과 같은 오염이 없어 안전하고, 인체에 유익한
미네랄 성분이 균형 있게 포함된 물이 우리에게 좋은 물이다.
사람들은 대부분 미네랄이 많이 든 물을 무조건 좋은 물이라
고 생각하는데 꼭 그렇지는 않다. 신장이 약한 사람에게 칼슘
이나 마그네슘 성분이 과하게 들어 있는 물은 오히려 신장 건
강을 해칠 수 있기 때문에 적절한 수준의 미네랄을 포함하는
것이 중요하다.

  약알칼리성의 물은 우리 몸의 산성화를 막아 면역력을 강화
시키는 데 도움을 준다. '물 쓰듯이'라는 표현이 무색할 만큼
이제 환경오염, 무분별한 물 사용, 기후변화 등으로 인해 이제
물은 값비싼 자원이 되었다. 20세기가 석유 분쟁의 시대였다
면, 21세기는 물 전쟁의 시대인 것이다.

  병은 환자 본인이 치료하는 것이고, 의사는 치료를 도와줄
뿐이다. 몸에 좋은 음식과 물을 마시는 것은 환자 본인이 해야
할 몫이다. 물 마시는 것도 단순한 일처럼 보이지만, 정성이
필요하다.

몸과 영혼을 살리는 녹차의 효능

녹차가 몸에 좋다는 것은 잘 알려진 사실이지만, 찬 성질의 식품이라 냉한 체질의 사람은 조심해야 한다는 의견이 있다. 그러나 가마솥에서 300℃ 이상의 고온에서 덖어 내어 비비고 말리고를 여러 번 반복하는 과정에서 찬 성질이 중화된다. 찬 성질과 더운 성질을 모두 지녔기 때문에 오히려 위로는 눈과 머리를 맑게 하고 아래로는 대소변을 편안하게 해 준다.

찻물의 온도는 끓는 물을 70℃ 내외로 식혀 따끈한 물에 우리는 것이 좋다. 티백 녹차는 20~30초 이내로 담갔다 꺼내는 것이 좋다. 티백 안의 찻잎이 잘게 잘려 있기 때문에 그만큼 잎의 성분이 더 잘 우러나오기 때문이다. 잎차는 2~3분 동안 연한 노란빛을 띨 정도로 우리는 것이 적당하다.

찻잎만큼 빛, 열, 습기에 약한 게 없다. 이 세 가지 중 어느 것 하나라도 무방비 상태로 노출되면 찻잎은 바로 산화되거나 변질되어 버린다. 녹차를 보관할 때는 고온 다습한 곳을 피하고, 반드시 밀봉하여 건조하고, 햇볕이 들지 않는 서늘한 곳에 보관해야 한다. 녹차는 냄새나 습기를 빨아들이는 성질이 강하다. 그래서 녹차 찌꺼기나 티백 등을 말려서 종이컵에 담아 냉장고용 탈취제 대용으로 사용하면 좋다.

녹차는 카테킨을 비롯한 폴리페놀성 화합물을 함유하고 있기 때문에 카페인이 체내에 빠르게 흡수되는 것을 막아 준다. 녹차에만 들어 있는 아미노산의 일종인 '데아닌' 역시 심신을 안정시키고 뇌파 중에서 편안하고 안정된 상태의 지표인 알파(£)파를 내게 하는 것으로 밝혀 졌다. 또한 데아닌은 뇌신경전달물질인 세로토닌의 체내 합성과 분비를 상승시키는 카페인의 작용을 억제하고, 심박수와 혈압의 상승을 억제하고, 이완을 촉진하며, 기억과 학습행동 강화 효과가 있다.

따라서 녹차를 마시면 흥분되기보다는 오히려 마음이 차분히 가라앉고 혈압도 낮춘다. 녹차는 카페인을 함유하고 있지만 카테킨이나 데아닌, 비타민뿐만 아니라 폴리페놀, 아미노산, 탄수화물, 단백질, 클로로필, 불소, 다양한 미네랄과 미량원소, 기타 알려지지 않은 성분을 다량으로 함유하고 있다. 이와 같은 많은 유효 성분들의 유기적인 상호작용으로 카페인의 부작용이 상쇄된다.

찻물의 온도가 높을수록 카페인 추출량이 많아지기 때문에 물의 온도를 60~70℃ 정도로 식혀 우리면 카페인 추출량을 최소화하는 데 도움이 된다. 내 몸과 영혼을 연둣빛으로 물들여 맑게 해주는 녹차의 효능은 무수히 많지만, 대표적인 효능은 다음과 같다.

(1) 혈관질환을 예방한다

녹차의 주성분 중의 하나인 카테킨의 작용으로 인해 녹차를 마시면 피가 맑아지고 혈관이 막히는 것을 예방해 준다. 미국 타임스지에서는 녹차를 암을 예방하는 10대 건강식품의 하나로 꼽았다. 강력한 항산화 작용을 발휘해 각종 질병을 예방하고 피부를 윤택하게 만들어 준다는 많은 연구결과들이 있다고 보도하기도 했다.

특히, 활성산소를 제거함으로써 동맥경화의 유발 원인을 근본적으로 없애주기 때문에 동맥경화를 없애는 최적의 음식 중 하나다. 또한 녹차의 떫은맛을 내는 주요 성분인 카테킨은 애초부터 혈액 속에 떠다니는 저밀도 콜레스테롤 자체를 없애거나 산화를 억제하기 때문에 녹차를 자주 마시면 포말세포 자체가 형성되지 않는다. 즉, 녹차를 꾸준히 마시면 혈관 속에 있는 플라그가 제거돼 혈관이 다시 막힐 확률이 거의 제로가 된다.

(2) 탈모를 예방한다

녹차의 주요 성분들이 모공을 막는 호르몬의 생성을 억제해 머리가 빠지는 걸 근본적으로 막아 준다. 정수리 부분은 인체 중 열이 가장 많이 모이는 부분인데, 스트레스가 심해지면 머리로 피가 몰려 정수리 부분이 더 뜨거워지고 그것 때문에 두피 건강이 나빠져 머리카락이 더 많이 빠진다. 그런데 녹차를 마시거나 바르면 열이 가라앉기 때문에 두피가 훨씬 건강해진다.

또한, 염분을 과다하게 섭취하면 혈압이 올라가서 신장과 심장에 부담이 가고 그 결과 고혈압과 같은 성인병이나 두피의 혈액 순환에 장애가 일어나 탈모가 발생한다. 특히, 나트륨 과다 섭취는 몸속의 수분을 빼앗고 두피를 건조하게 만들기 때문에 탈모의 원인이 된다.

녹차를 마시거나 녹차를 직접 바르고 녹차 물로 머리를 감는다면 탈모 예방에 도움이 되고 비듬이나 염증질환을 없애는 데 도움이 된다. 녹차에 들어있는 폴리페놀 성분이 두피의 모공을 조여주고 세정력이 우수한 플라보노이드가 탈모의 원인이 되는 비듬을 줄여 준다. 민간요법에서 탈모치료제로 '녹차, 자소엽, 어성초'를 함께 섞어 수시로 마시거나 두피에 뿌리면 효과가 좋다고 한다.

(3) 위암을 예방한다

우리나라 성인의 70~80% 정도가 헬리코박터균에 감염되어 있다. 이 균은 산성의 위 점막에도 꿋꿋하게 기생하면서 급만성위염, 소화불량 증, 위궤양을 유발하고 위암을 일으키는 발암물질 중의 하나로 알려져 있으며 카테킨 성분은 강력한 항산화 작용으로 헬리코박터균을 제거한다.

(4) 피부에 좋다

녹차에는 비타민A, 비타민C, 비타민D, 비타민E, 비타민K, 비타민P, 베타카로틴, 엽산, 탄닌 성분 등이 풍부하다. 따라서 활성산소를 제거해 줌으로써 피부에 탄력을 주고 노화를 늦추는 효능이 탁월하다.

녹차는 몸 안의 활성산소를 제거하는 항산화효과, 해독효과, 살균효과, 지방분해효과 등 카테킨이라는 주요 성분이 담당하는 효능은 정말로 많다. 여타 성분이 지닌 것보다 항산화 효과가 탁월해 암과 동맥경화, 류머티스 관절염, 치매 등 활성산소로 인해 생기는 각종 질병을 예방하는 데 도움이 된다. 녹차에 다량 함유된 폴리페놀은 강력한 항산화 효과가 있는 화학물질로 비타민C보다 더 강력하다.

녹차는 알칼리성 식품으로 몸에 빠르게 흡수되고 혈액 속에 산성 물질을 중화시키며 비타민C, 카테킨, 데아닌 성분 등은 간 분해 효소의 활동을 왕성하게 하여 피로 해소와 숙취 제거에도 큰 도움을 준다.

(5) 중금속을 배출한다

녹차는 다이옥신의 흡수를 억제하고, 배설을 촉진하는 효과를 지녔다. 녹차의 식이섬유와 클로로필 성분이 환경 호르몬인 다이옥신에 흡착하여 배출시킨다.

(6) 다이어트를 돕는다

지방은 위와 췌장의 지방 분해효소에 의해 분해된 후 흡수된다. 녹차는 이 지방 분해효소의 활성을 억제해 지방이 체내에 흡수되지 못하도록 막아준다. 녹차의 카테킨은 지방산을 합성하는 효소의 활성을 억제해 남아 있는 에너지원이 지방으로 합성되지 못하도록 돕는다. 또한, 식사 후 급격히 혈당이 올라가는 것을 막아주어 인슐린 농도를 낮추고 그 때문에 과다 섭취된 당분이 체내로 흡수되는 것을 막아준다. 하지만, 음식을 많이 먹고 운동은 안 하면서 녹차만 마셔서 살을 빼겠다고 생각해서는 안 된다. 식이요법과 운동을 병행하면서 녹차도 꾸준히 마시는 것이 다이어트와 건강증진에 효과적임을 명심해야 한다.

녹차 마시는 법과 보관 방법

찻물의 온도는 70도 내외로 식혀 우리는 것이 좋다. 티백 녹차의 온도는 20~30초에 더 잘 우러 나온다. 잎차는 2~3분 동안 연한 노란빛을 띨 정도가 적당하다. 또한 녹차는 빛, 열, 습기에 약해서 3가지 중 무방비 상태로 노출되면 바로 산화되거나 변질되어 버린다. 녹차를 보관할 때는 고온 다습한 곳을 피하고 반드시 밀봉하여, 서늘한 곳에 보관해야 한다. 녹차는 냄새나 습기를 빨아들이므로 녹차 찌꺼기나 티백 등을 말려 종이컵에 담아 탈취제 대용으로 사용하면 좋다.

⑤

미세먼지를
배출해야 하는 이유

최악의 환경재해

미세먼지는 지름이 10마이크로미터㎛ 이하를 말한다. 흔히 PM10으로 표시한다. 머리카락 두께의 8분의 1 정도다. 미세먼지는 호흡기를 거쳐 폐에 침투하거나 혈관을 따라 체내 깊숙이 들어가 인체에 치명적인 영향을 미친다. 요즘 우리나라는 전 국민이 미세먼지의 고통을 받고 사는 것이 일상화되었다. 옛날에는 하늘이 흐릿하면 우산을 챙겼지만, 요즘은 황사용 마스크를 먼저 챙긴다.

최근에는 미세먼지가 폐암, 심근경색, 뇌졸중, 치매, 아토피 피부염, 탈모 등의 발병과도 연관이 있다는 연구가 속속 보고

되고 있다. 미세먼지가 최악의 환경재해로 꼽히는 이유다.

미국 시카고대 연구소가 발표한 〈대기질 수명지수〉 보고서에 따르면, 미세먼지는 전 세계 인구 1명당 기대수명을 1.8년씩 단축한다. 흡연1.6년과 음주·약물중독11개월 보다 위험성이 더 높은 셈이다. 담배연기는 피할 수 있지만, 미세먼지는 피할수가 없다. 경제협력개발기구OECD는 지금과 같은 대기 수준이 지속될 경우, 오는 2060년 한국에서 미세먼지와 오존으로 인한 조기 사망자가 인구 100만 명당 1,109명에 달할 것으로 전망했다. 이는 OECD 회원국 중 가장 높은 수치다. 세계보건기구WHO 산하 국제암연구소IARC는 미세먼지를 인간에게 암을 일으키는 것으로 확인된 1군 발암물질로 분류했다.

최근 학계에서는 미세먼지를 심혈관질환의 새로운 위험 요인으로 지목하고 있다. 입자 크기가 2.5 마이크로 미터 이하인 초미세먼지PM 2.5는 폐에서 걸러지지 않고 혈액으로 스며들어 심장과 중추신경계 등에 직접적인 영향을 준다. 혈관으로 침투한 미세먼지는 콜레스테롤과 뭉쳐 혈관에 쌓여 동맥경화가 시작된다. 미세먼지가 심근경색, 허혈성심질환, 부정맥, 뇌졸중 등 심뇌혈관질환의 증상을 악화시키는 것은 물론 치매나 우울증 발병과도 연관성을 보인다는 게 학계의 주장이다.

미국심장학회는 미세먼지로 인한 심혈관질환 사망 위험이 커지고, 장기간 노출될 경우 평균 수명까지 줄어든다고 결론을 내린 바 있다. 혈관으로 침투한 미세먼지는 혈액을 통해 우리 몸 여기저기를 돌아다니며 신체 장기와 세포에 영향을 미친다. 혈관 내 염증이 생기면서 혈관이 손상된다.

미세먼지 배출의 일등 공신은?

미세먼지로 인한 체내 손상을 최소화하려면 무엇보다 혈행 개선에 신경 써야 한다. 혈관 내 혈액이 원활하게 흐르게 해서 미세먼지로 인한 오염물질이 체내에 축적되는 것을 최대한 감소시켜야 한다. 그래서 전문가들은 체내 미세먼지를 배출시켜 주는 일등 공신은 물이라고 강조한다.

세계보건기구WHO가 권장하는 하루 물 섭취량은 약 1.5~2리터다. 미세먼지가 심할 때는 물을 최대한 많이 마셔 독성성분이 빠져나가고 혈류가 원활하게 돌게 해야 한다. 또 비타민C가 함유된 신선한 채소를 먹는 것이 도움이 된다. 비타민C는 활성산소에 의해 혈관이 산화되는 손상을 막아준다.

그래서 전문가들은 수분 섭취량도 늘리면서 건강도 지키는 방법으로 티톡스Tea+Detox를 추천한다. 녹차, 레몬차, 도라지차, 뽕잎차, 모과차 등은 미세먼지뿐만 아니라 천연항생제 역할까지 해주어 미세먼지가 심한 날에 개인의 기호에 따라 티톡스를 즐기는 것도 건강을 지키는 데 도움이 된다.

하지만, 몸속 미세먼지 제거에 효과적이라고 알려진 음식인 삼겹살은 잘못 알고 있는 상식이다. 삼겹살의 기름진 지방은 기도 대신 식도로 들어오기 때문에 미세먼지를 걸러내는 역할을 하지 못한다.

몸속 미세먼지를 제거하는 데 도움이 되는 대표적인 음식으로는 연근, 더덕, 마와 같은 뿌리식물이나 미역, 다시마, 톳 같은 점액질 성분이 높은 해조류가 좋다. 점액질이 높은 해조류는 알긴산, 뮤신, 후코이단 등이 풍부하여 섭취 시 바로 몸에 흡수되지 않고 체내 유해물질과 중금속을 빨아들인다. 체내에서 미세먼지를 흡착한 점액 식품은 대변으로 배출되어 미세먼지를 걸러 내는 데 도움을 준다.

미세먼지를 막는 생활 속의 지혜

(1) 미세먼지로부터 건강을 지키기 위해 개인적으로 할 수 있는 가장 좋은 방법은 미세먼지 농도가 짙은 날에는 가급적 외출을 피하는 것이다. 흡입되는 미세먼지의 양은 활동의 강도와 시간에 비례한다. 굳이 외출해야 한다면 마스크를 착용하고 눈이나 비는 직접 맞지 않는 것이 좋다.

마스크는 식품의약품안전처에서 인증받은 KF80 등급 이상의 황사용 마스크나 방진 마스크를 사용해야 한다. KF 지수는 미세먼지를 얼마나 잘 차단해주느냐를 나타내는 지수다. 숫자가 클수록 차단이 더 잘 되지만, 답답한 느낌이 더 심할 수 있다.

(2) 외출 후 귀가했을 때는 바로 깨끗이 씻어야 한다. 두피에도 미세먼지가 쌓일 수 있어서 머리를 감는 것이 좋다. 눈이나 코가 가려울 때는 비비지 말고 인공눈물과 식염수를 이용한다. 미세먼지 농도가 짙은 날에는 청소할 때에도 창문을 닫고 물걸레질만 하는 것이 좋다. 실내에서 먼지를 유발할 수 있고 미세먼지가 쉽게 쌓일 수 있는 카펫이나 침구류 등 섬유재질로 되어 있는 물건들은 주기적으로 세탁한다.

(3) 평소에 물이나 녹차 등을 자주 마시는 것이 혈행 개선을 통해 미세먼지를 몸 밖으로 걸러내는 데 도움이 된다. 특히, 물은 하루 1.5~2리터 정도의 양을 마시는 것이 좋은데, 미세먼지가 기승을 부릴 때는 이보다 더 많은 물을 마셔도 된다. 호흡기에 수분이 부족하면 점막이 건조해져 유해물질이 쉽게 침투하기 때문이다.

(4) 미세먼지가 심한 계절엔 실외 운동을 오래하기보다는 실내에서 빠르게 걷기, 근력 강화 운동이나 유연성 운동을 하는 것이 좋다. 미세먼지가 심하다고 전혀 움직이지 않으면 몸이 나쁜 물질을 없애주는 기능도 떨어지기 때문에 미세먼지가 심하다고 움츠리지 말고 반드시 몸을 움직여 줘야 한다.

(5) 섬유질이 많은 잡곡밥과 제철 과일, 야채를 충분히 섭취하는 것도 중요하다. 미세먼지 속의 중금속은 장을 통해서도 몸에 들어오는데 유해물질 배출을 늘리려면 섬유질이 많은 과일과 채소를 섭취해 장운동을 활성화시켜 몸 밖으로 배출시키는 것이 좋다.

미세먼지에 좋은 대표적인 음식 7가지

1. 마늘

주요 성분인 알리신은 항암효과, 항균작용과 소염작용이 뛰어나 면역력을 향상하고, 활력 비타민으로 알려진 비타민B1이 풍부하여 피로 회복과 활력 증진에 도움이 된다. 기관지 염증을 개선시키고, 중금속을 몸 밖으로 배출하는 효능이 탁월하다.

2. 배

루테올린 성분은 항산화 효과와 함께 폐의 염증을 예방하고 가래나 기침, 천식을 줄여주는 효능이 탁월하며, 특히 과육에 수분과 펙틴 성분이 많아 장내 유해물질과 숙변의 배출을 도와주어 미세먼지 속의 중금속을 배출하는 데 도움이 된다.

3. 도라지

식이섬유와 칼슘, 철분이 풍부한 알칼리성 식품으로 기침, 가래를 없애고 해열, 진통 작용이 있어 기관지염이나 감기 환자에게 좋다. 미세먼지로 인해 저하된 기관지와 호흡기 계통을 개선하는 데 탁월한 효능이 있다.

4. 녹차

대표적인 항산화 성분인 폴리페놀의 일종인 타닌 성분이 많아 각종 항암효과와 함께 피부미용에도 좋고, 면역력을 증대시키고 중금속을 배출하는 효과가 높아 미세먼지를 극복하는 데 좋다. 카테킨 성분은 지방을 태우는 역할을 해 다이어트에 매우 좋다.

5. 해조류

칼로리는 낮으면서 알긴산과 칼륨, 칼슘, 요오드, 비타민K, 식이섬유가 풍부해 혈관과 장 청소부 역할을 해 변비를 치료한다. 미세먼지에 함유된 중금속을 배출하고 혈액을 정화하는 효능이 뛰어나다.

6. 미나리

각종 비타민과 미네랄, 식이섬유가 풍부해 대장의 활동을 촉진하고, 혈액을 맑게 해주는 청혈 해독 효과가 우수하다. 과음 후 숙취해소에 도움이 되며, 중금속을 배출하는 효능이 탁월하여 미세먼지를 잡는 대표적인 음식이다.

7. 브로콜리

각종 비타민과 미네랄이 풍부하고 버릴 것 하나 없는 슈퍼푸드다. 비타민A, C, E가 풍부하여 항산화 효과가 뛰어나 암 예방과 노화방지에 좋고, 식이섬유가 풍부하여 변비에도 좋다. 노폐물을 배출하는 데도 탁월한 효능이 있다. 최근 연구 결과에 의하면 브로콜리, 양배추, 물냉이와 같은 십자화과 채소에서 발견되는 유황이 풍부한 설포라판 성분이 기억력 개선과 치매 예방에 탁월한 효능이 있다고 한다.

운동의
생활화

젊음을 유지하는 최고의 비결

직장인들이 운동하기 가장 좋은 시간대는 새벽 6~8시 사이인 것 같다. 저녁에는 야근이나 회식, 각종 모임 때문에 규칙적인 시간을 내기가 어렵다. 새벽 운동을 하는 1시간은 하루 중나 자신을 단련하고 충전하는 가장 소중한 시간이다. 하루를 25시간처럼 활용할 수 있는 매우 효율적인 방법이기도 하다.

아침 운동에는 장점이 많다. 일찍 출근하니까 출근길이 안막힌다. 잠들어 있는 세포를 깨우고 신진대사를 촉진하여 몸에 활력을 준다. 운동으로 뇌를 활성화시켜 기분이 상쾌하고 머리가 맑아진다. 운동으로 활기차게 시작한 아침은 피곤할 것 같지만, 오히려 업무 효율을 높여주고 자신감 있는 업무추진과 긍정적인 사고를 할 수 있도록 도와준다.

☞ 근육 발달, 체지방 감소, 심폐기능 강화, 치매 예방, 스트레스 해소, 면역력 증대, 노화방지 등

위와 같은 긍정적인 효과를 주는 것은 음식도 아니고, 영양제도 아니다. 오직 운동밖에 없다. 운동이 내 몸에 미치는 긍정적인 효과는 이외에도 무수히 많다. 운동은 그 중요성을 아는 것만으로는 아무 소용이 없고 실천이 중요하다. 건강한 육체도 결국은 실천하는 사람만이 누릴 수 있다. 운동하면 몸이 변한다. 근력이 좋아지고 자세가 달라진다.

국가암정보센터가 제안하는 '국민 암 예방 수칙'에는 운동 항목이 있는데, 별다른 사항은 없다. 흔히 모두가 알지만, 모두가 잘 실천하지 않는 것들이다. 건강하게 오래 살려면 우유를 마시는 사람보다 우유를 배달하는 사람이 되라는 말처럼, 일상에서 정적인 활동을 피하고 가급적 많이 움직이라고 권고한다.

또한, 나와는 당장 상관이 없을 것 같지만 노년의 건강을 위

해서 오늘부터 근육을 단련해야 한다. '10년 전으로 돌아가게 된다'면 오늘의 나를 위해 무엇을 하고 싶으냐'는 질문에 많은 사람이 한 살이라도 젊었을 때 살을 빼거나 건강 관리를 해놓지 않은 것을 후회한다고 한다. 운동은 하루라도 젊었을 때 시작하는 것이 좋다.

노후를 위해 연금을 저축하듯 근육을 저축하라. 근육을 키우면 10년은 더 젊고 건강하고 행복하게 살 수 있다. 운동을 하든 안 하든 어차피 죽는 날이 같다고 할지라도 죽기 전까지 약과 병에 전전긍긍하며 살다 죽는 것과 건강하고 활기차게 살다 죽는 것은 완전히 다르다. 걸으면 살고 누우면 죽는다. 아파서 못 걷는 것이 아니라 안 걸어서 아픈 것이다. 살고 싶으면 걸어라.

장수의 축복을 향유하기 위해선 노년의 건강을 대비하는 헬스테크health tech가 필요하다. 헬스테크란, 헬스 테크놀로지 health technology의 줄임말로 건강 재테크다. 건강한 노후를 위한 투자로 건강한 노후생활을 대비하기 위한 노력을 가리키는 신조어다.

젊은 나이에 연금보험에 가입해야 보험료가 저렴하듯이 헬스테크도 가능한 한 일찍, 30대부터 시작해야 효과가 극대화

된다. 늦으면 늦을수록 '보험료' 가 비싸지므로 40대든 50대든 지금 당장 시작해야 한다. 어느 날 갑자기 되는 일이 아니다. 젊어서부터 꾸준히 운동하는 습관을 들이는 것이 중요하다.

걷기가 최고의 명약인 이유

걷기는 많은 전문가가 추천하는 가장 좋은 운동 중의 하나다. 걷기는 뼈와 근육, 신경, 뇌, 평행감각의 원활한 협력에 의해 이루어진다. 걷기는 노화를 예방하는 데도 큰 효과가 있다. 60대가 되면 손으로 쥐는 악력이 20대의 80퍼센트 정도를 유지하지만, 발의 힘인 각력은 절반 정도로 감소한다.

발의 혈관이나 신경은 두뇌와 내장에 밀접하게 연결되어 있다. 발을 강하게 단련시키는 것은 발 자체뿐만 아니라 심장, 호흡기, 내장의 강화를 불러오고 이는 다시 두뇌의 기능을 향상시킨다.

특히, 종아리는 중력에 의해 하체에 집중된 체내 혈액을 다시 심장으로 올려보내는 중요한 역할을 담당한다. 혈액 순환의 출발점은 심장이다. 혈액은 심장에서 출발해 전신에 산소를 공급하고 다시 심장으로 돌아온다. 다리는 심장에서 거리가 가장 먼데, 종아리 근육이 약하면 혈액을 뿜어올리는 펌프

기능도 저하되어 혈액 순환이 원활히 이뤄지지 않을 수 있다.

　종아리 근육을 강화하기 위해서는 운동이 필수적이다. 유산소 운동과 함께 근력운동을 병행하는 것이 중요하다. 하루 30분 이상 걷기를 하거나, 자전거 타기, 등산, 계단 오르기, 스쿼트, 레그프레스, 까치발 운동발뒤꿈치를 들었다가 바닥 직전까지 내리는 것을 반복하는 운동을 반복하는 것이 종아리 근육을 강화하는 데 도움이 된다. 또 근육의 75퍼센트가 수분으로 구성돼 있기 때문에 운동 중에 물을 충분히 마셔야 한다.

　걷기는 일주일에 3~4회를 40분 정도씩만 반복해도 1년에 평균 8킬로그램의 체중이 감소하고 심장과 폐 기능이 좋아진다는 연구결과도 있다. 걷기는 몸의 유연성을 좋게 하며 지구력과 하체 근력을 향상시킨다. 성장기 아이들에게는 성장판에 자극을 주어 키 크는 데도 도움이 된다.

　발은 체중의 1.5~2배를 지탱해야 하므로 자세가 잘못되거나 신발이 맞지 않으면 부상을 입을 우려가 있으니 주의해야 한다. 특히, 갑자기 무리하게 운동하면 족저근막염, 발목염좌, 발목관절염을 비롯해 무지외반증 등의 부상으로 고생하는 경우가 있으니 자신의 몸 상태와 체력에 맞게 운동하는 것이 중요하다.

수명을 줄이는 근감소증

근감소증은 만성 질환, 영양 부족, 운동량 감소 등의 원인으로 근육량이 급격히 감소하며, 근육기능 저하가 함께 나타나는 증상이다. 60대부터 근육량이 줄기 시작해 70~80대에는 45~50%까지 감소한다. 고령자들은 신체적으로나 환경적으로 운동하기 어려운 경우가 많기 때문에 운동이 부족해 근육이 감소하면서 근육이 소실된 자리에 지방이 쌓이고 그러다 보니 몸이 더 무거워져 운동을 못 하는 악순환이 일어난다. 노인 근감소증의 대표적인 증상은 갑자기 움직임이 둔해지며 걸음걸이가 느려지는 것이다.

평소보다 힘이 부족하고 어지럼증을 느끼거나, 무언가를 쉽게 놓친다거나, 앉았다 일어나기조차 힘들어지는 등 운동능력이 떨어지는 경우에도 근감소증을 의심해 봐야 한다. 노쇠는 다리에서부터 시작한다. 옛말에 '나무는 뿌리가 먼저 늙고 사람은 다리가 먼저 늙는다'는 말이 있다. 사람이 늙어가면서 대뇌에서 다리로 내려보내는 명령이 정확하게 전달되지 않고 전달속도도 현저하게 낮아진다.

그렇다면, 어떻게 해야 다리를 튼튼하게 할 수 있을까?
쇠는 단련해야 강해진다. 쇠붙이를 불에 달구어 망치로 두들겨서 단단하게 하는 것을 단련이라고 한다. 연철은 단련하지 않으면 강철이 되지 않는다. 다리를 단련하는 가장 좋은 방법은 걷는 것이다. 다리는 걷는 것이 임무다. 다리를 힘들게 하고 피곤하게 하고 열심히 일하게 하는 것이 단련이다. 다리를 강하게 하려면 걸어라. 걷고 또 걸어라. 50대에는 하루에 한 시간씩 걷고 60대에는 하루에 두 시간씩 걸으며 70대부터는 하루에 3시간씩 걸어라.

근육의 힘이 몸의 중심을 잡아줘 낙상이나 다른 질환을 예방하는 데 도움을 준다. 평소 근육량이 부족하면 아플 때 부작용을 겪기 쉽다. 근육운동을 소홀히 하면 근감소증도 빠르게 진행된다. 비싼 '신비의 약'을 찾을 필요가 없다. 운동만 규칙적으로 하면 암 예방과 건강한 수명 연장에 큰 도움이 된다.

근감소증은 근육 자체를 넘어 뼈와 혈관, 신경, 간, 심장, 췌장 등 신체 전반에 영향을 미친다. 뼈는 근육에 의해 자극을 받아 밀도를 유지하기 때문에 근육이 힘을 잃으면 뼈도 약해지며 심하면 골다공증까지 간다. 근육 감소는 새로운 혈관과 신경이 생겨나는 것을 방해해 인지기능 저하까지 낳는다. 또, 간에 지방이 늘어나고 심장 비대를 촉진하며 췌장의 인슐린 분비를 방해한다.

장수의 축복을 향유하기 위해선 노년의 건강을 대비하는 헬스테크health tech가 필요하다. 헬스테크란 헬스 테크놀로지health technology의 줄임말로 건강테크라고도 한다. 건강한 노후생활을 대비하기 위한 노력을 가리키는 신조어다. 근육과 뼈의 약화는 노쇠老衰와 직결되는데, 미국 국립노화연구소NIA는 노년의 삶의 질을 떨어뜨리는 가장 무서운 '질병'으로 노쇠를 꼽고 있다. 따라서 젊어서부터 꾸준한 근육운동과 영양 섭취, 관절의 관리 등이 필요하다. 알고 보면 편안한 삶은 건강한 삶의 가장 큰 적인 것이다. 노력하지 않고 가만히 있으면 건강보다 질병이 먼저 찾아온다. 실천은 진리를 증명하는 유일한 길이다.

❼

면역력
유지

면역력 증대의 열쇠는?

체온이 1℃ 낮아지면 면역력은 30퍼센트 떨어지고, 우리 몸의 대사 작용은 12퍼센트나 감소한다. 반대로 체온 1℃가 올라가면 면역력이 5배나 증가한다. 혈액 순환도 활발하지 못하게 돼 각종 질병에 노출되기 쉬워진다. 체온은 에너지이자, 생명력이다. 체온을 잃는다는 것은 생명력을 잃는 것과 같다.

몸이 차가워지면 혈관이 수축하여 몸 구석구석까지 혈액이 전달되지 않는다. 혈액은 사람의 몸에 꼭 필요한 영양소, 산소, 물, 그리고 백혈구 등 면역물질을 운반하는데, 이 흐름이 중단되면 몸에 여러 가지 나쁜 영향을 미쳐 병이 생길 수 있다.

그중에서 백혈구는 체온에 민감하여 체온이 떨어진 상태에서는 활동량이 현저히 저하된다. 체온이 36.5℃ 아래로 내려가면 당뇨병이나 골다공증, 암, 알츠하이머노인성 치매 등과 같은 질환에 걸리기 쉽다. 몸이 차가운데 건강한 사람은 있을 수 없다.

사실 우리 몸에는 하루 5,000개 정도의 암세포가 생긴다. 그러나 면역력에 문제가 없다면 암세포가 종양으로 성장하는 일은 거의 없다. 실제로 일본 종양내과 전문의 사이토 마사시는 자신의 책 《체온 1℃가 내 몸을 살린다》에서 "정상 체온보다 낮은 사람은 세균이나 유해물질이 몸 안으로 들어오면 이를 물리치는 발열작용이 충분히 일어나지 않아 병에 걸리기 쉽다"라고 말한다. 체온을 1℃만 올려도 스트레스에 강해지고 병들지 않는 건강한 몸으로 살 수 있다고 주장한다.

몸에서 에너지를 만들어내는 과정을 대사라고 하며, 대사 과정에 필요한 것이 효소다. 효소는 체온이 36~37.5℃일 때 그 반응이 가장 활발하다. 정상 체온으로 알려진 36.5℃는 몸의 신진대사와 혈액 순환, 면역체계 작동 등 생명유지 활동에 관여하는 효소가 가장 활발히 활동하는 온도다.

모든 사람의 체온이 정확히 36.5℃라야 정상이라는 것은 아니다. 체온은 나이, 성별, 활동량, 스트레스 강도 등에 따라 차이가 난다. 보통 고령자들은 건강한 성인보다 체온이 0.5℃ 정도 낮다. 활동량이 적은 밤에도 체온이 낮보다 0.5℃ 정도 낮다. 그러나 질병이 없다면 일반적으로 36~37.5℃를 유지한다.

그런데 의외로 정상 체온보다 체온이 밑도는 사람이 적지 않다. 가장 큰 원인은 운동량이 부족해서다. 근육은 몸 안에서 열을 만드는 핵심적인 기관이다. 근육이 많을수록 체온이 높게 유지된다. 추위를 잘 타지 않는 사람은 지방이 많아서가 아니라 근육이 많기 때문이다. 또한, 숙면을 제대로 취하지 못하고, 스트레스에 시달리면 체온이 떨어진다. 한의학에서는 스트레스를 받으면 열이 달아오른다고 표현하는데 속은 냉해지게 돼 체온은 오히려 저하된다.

암을 예방하는 방법

체온이 떨어지면 암 발생이 늘어난다는 주장도 있다. 체온 35℃가 암세포가 증식하기에 최적의 조건이라는 것이다. 체온이 떨어지면 백혈구의 활동도 현저히 줄어들어 세균이나 암세포에 대한 방어능력도 떨어진다. 사람도 날씨가 추워지면 바깥 활동을 하기 싫어하는 것과 마찬가지다.

체온을 올리려면 꾸준한 운동이 도움이 된다. 운동은 땀이 날 정도로 자주 하도록 하고, 햇볕을 많이 쬐고, 수시로 따뜻한 물을 마시는 것이 좋다. 자기 전에 따뜻한 물로 목욕하고 스트레스가 생기면 쌓아두지 않도록 자기 나름의 해소법을 찾아야 한다.

따뜻한 음식과 차는 몸을 따뜻하게 하고 체온을 올리는 데 도움이 된다. 우리 몸을 따뜻하게 하고 체온을 높이는 음식으로 부추, 생강, 쑥, 계피, 콩 등을 들 수 있다. 반대로 우리 몸을 차게 만들어 체온을 떨어뜨리는 음식으로 밀가루 음식, 돼지고기, 오리고기, 참외 등이다. 맥주처럼 수분이 많은 알코올 역시 몸을 식히는 작용을 해 체온을 떨어뜨린다.

암을 치유하는 모든 열쇠는 이른바 '발열'에 있다. 면역력은 몸이 따뜻할수록 활성화되므로 매일 밤 반신욕을 하거나 적당한 운동을 습관화하면 그만큼 치유에도 도움이 된다. 암세포는 열에 약하지만 림프구는 열이 발생하면 활성화되는 특성이 있다. 즉, 림프구가 열에서 에너지를 얻어 열에 약한 암세포를 공격하게 되면 당연히 림프구가 승리할 확률이 높은 것이다. 몸을 따뜻하게 유지하는 것 자체가 내 몸의 보약이다.

체온을 올리는 7가지 방법

노화는 곧 타고난 생명 열과 습기를 잃어 가는 과정이다. 나이가 드는 것은 몸이 차가워지는 것이고, 죽는 것은 건조해지는 것이다. 그러므로 젊고 건강하게 살고 싶으면 타고난 체온과 습기를 보존하는 방법을 찾아야 한다. 정상체온에서 1.5도만 낮아도 암세포가 번식하기 쉬운 몸 상태가 된다.

체온이 낮은 곳은 곧 암이 잘 생기는 곳이다. 따라서 체온 관리에 주의를 기울여야 한다. 규칙적인 운동과 적절한 식단을 꾸준히 실천하여 저체온으로 떨어진 생명력을 높이고, 다양한 방법으로 수분을 섭취해야 한다. 인체는 몸이 따뜻해지면 더 이상 지방을 축적할 필요가 없다고 판단해 음식을 과다하게 섭취하지 않도록 하고 불필요한 지방을 저장하지 않는다. 체온을 올리는 방법 7가지를 소개하면 다음과 같다.

(1) 반신욕과 족욕

반신욕은 40~42℃의 온도로 20분 내외, 주 3회 이상 하는 것이 좋고, 족욕은 40~43℃의 온도로 30분 이상 유지해야 몸속 온도를 1℃ 이상 높일 수 있다. 반신욕은 인체의 기혈 순환을 원활하게 하여 하체나 손발이 차가운 것을 해소해 주고, 피로 회복, 숙취 해소, 신진대사 활성화, 노폐물 제거, 오십견, 무좀, 면역력 증대에 아주 좋은 건강법이다. 물은 배꼽 부위까지 오도록 하는 것이 좋다. 또 족욕은 잠들기 전 30분~1시간 전에 하면 숙면에 도움을 준다.

(2) 상온의 물 먹기

냉수 먹고 속 차리려다 체온을 떨어트려 면역력이 망가질 수 있다. 상온의 물만 마셔도 몸은 몰라보게 건강해진다. 냉수는 체내 산화를 촉진해 노화도 빨라지게 하고 체온과 소화기능을 함께 떨어뜨린다. 일단 가정에서부터 생수나 식수를 냉장고에서 식탁 위로 꺼내놓고 마셔야 한다.

온수는 내 몸의 보약이다. 냉수는 소화, 혈액 순환, 효소의 활성기능을 떨어뜨리고, 체내 산화를 유발시켜 노화를 촉진한다. 암세포는 저체온 상황에서 활성화되고 고체온에서는 얼씬도 못 한다. 반면에, 내 몸을 지키는 파수꾼인 백혈구는 고체온에서 활성화되고 저체온에서는 활동력이 현저히 떨어지므로 면역력을 떨어트린다.

(3) 운동

운동하면 근육의 활동량을 높여 체온이 올라가서 면역력도 높아지기 때문에 근육 운동을 해주는 것이 좋다. 근육은 제2의 심장이다. 운동하는 동안 근육은 끊임없이 수축과 이완을 반복하며 혈액 순환을 증가시켜 체온을 상승시킨다. 근육은 24시간 에너지를 소비하여 근육량이 많을수록 다이어트에도 도움이 된다.

(4) 가벼운 스트레칭

스트레칭은 우리 몸의 수축된 혈관을 지속적으로 이완시켜 주기 때문에 혈액 순환을 촉진시켜 피부까지 온도를 잘 전달시킨다. 스트레칭은 신체 균형을 유지시켜 주며, 부상 방지, 체력 단련, 피로 해소에 도움을 주고, 관절의 가동범위를 넓혀 유연성을 향상시킨다.

운동하기 전에는 가벼운 체조로 스트레칭을 하고 가볍게 뛰면서 몸을 따뜻하게 만든 뒤에 시작한다. 그러나 과도한 스트레칭은 오히려 관절에 무리가 올 수 있으니 주의한다. 아프지 않을 정도로 적당한 자극을 유지하도록 한다.

(5) 겨울철 방한용품 착용하기

겨울철에 목도리를 착용하면 체온을 보호하는 데 도움이 된다. 또 등산이나 오랜 시간 야외 활동을 할 때, 장갑이나 모자를 착용하면 몸에서 빠져나가는 열을 70퍼센트나 방지할 수 있다. 특히, 어린이나 노약자, 만성 질환자는 겨울철 체온 유지에 더욱 신경 써야 한다.

저체온증은 신진대사 속도를 늦추어 면역력을 떨어뜨리고 혈액 순환에 지장을 주기 때문에 쉽게 피로하거나 질병에 걸릴 수 있다. 특히, 혈압이 높거나 뇌경색, 심근경색과 같은 심혈관계 질환을 유발할 수가 있어 체온을 적절히 유지하는 것이 중요하다.

(6) 팥 찜질팩

팥은 약초나 다른 곡물에 비해 열전도율이 높고 열기를 오래 유지할 수 있는 장점이 있다. 팥 찜질팩을 만드는 법은 간단하다. 깨끗한 천 주머니에 팥을 담고 전자레인지에 넣어 5분 정도 돌리면 40분 정도 팥 찜질이 가능하다. 원하는 부위에 15분 정도씩 찜질해 주면 된다. 특별한 경우 냉찜질을 원할 때는 냉동실에 10분 정도 넣었다가 사용하면 된다.

복부에 온찜질을 하면 배가 따뜻해져 면역력 상승과 혈액 순환 개선으로 질병을 예방하는 데 도움이 된다. 수족냉증, 생리통, 배가 차고 자주 아픈 사람, 만성피로 등을 개선하는 데 도움이 된다.

(7) 몸을 따뜻하게 해주는 음식 섭취

마늘, 생강, 인삼, 매실, 고추, 부추, 대추, 견과류, 계피, 콩은 혈액 순환을 도우면서 몸을 따뜻하게 해 주고, 체내 독소를 배출해주는 음식이다. 신진대사를 돕고 단백질과 비타민, 철분을 많이 함유한 브로콜리, 파, 양파, 당근, 사과, 꿀도 몸을 따뜻하게 만들어준다. 건강한 삶을 위한 핵심 조건은 몸을 따뜻하게 하는 데 있다.

이거 알아요!

국민 암 예방 수칙

1. 담배를 피우지 말고 남이 피우는 담배 연기도 피하기

2. 채소와 과일을 충분히 먹고, 다채로운 식단으로 균형 잡힌 식사하기

3. 음식을 짜지 않게 먹고, 탄 음식을 먹지 않기

4. 술은 하루 두 잔 이내로만 마시기

5. 주 5회 이상 하루 30분 이상 땀이 날 정도로 걷거나 운동하기

6. 자신의 체격에 맞는 건강 체중 유지하기

7. 예방 접종 지침에 따라 B형 간염 예방접종 받기

8. 성 매개 감염병에 걸리지 않도록 안전한 성생활하기

9. 발암성 물질에 노출되지 않도록 작업방에서 안전 보건 수칙 지키기

10. 암 조기 검진 지침에 따라 검진을 빠짐없이 받기

자연치유법
적용

약초를 알면 건강이 보인다

간에 좋은 엉겅퀴나 구기자도 한때는 산이나 들에서 쉽게 볼 수 있는 잡초였다. 하지만, 그 약성이 널리 알려지면서 농가에서 집중적으로 재배하기 시작했다. 녹색의 꿈' 잡초는 알고 보면 소중한 존재다. 비름, 쇠비름, 민들레, 질경이, 애기똥풀, 토끼풀, 명아주, 꿀풀, 소리쟁이, 괭이밥 등 산이나 들에서 흔히 쉽게 볼 수 있는 잡초다.

그러나 원래부터 잡초는 없고, 잡초라고 생각하는 마음만 있을 뿐이다. 식물이 가진 고유의 약성을 잘 모르면 잡초로 보이고, 약성을 알면 약초로 보인다. 잡초라고 불리는 것일지라

도 약성과 효능을 알고 적재적소에 잘 사용하면 최고의 명약
이 되기도 한다.

천연 면역력 증강제 만드는 법

"면역력을 높이고 성인병도 예방하면서 활력이 넘치는 건강
한 삶"이라는 일석삼조의 효과를 거둘 수 있는 좋은 방안이 없
을까?

오래전부터 고민한 끝에 필자가 스스로 고안해 일상에서 쉽
게 접하는 음식을 조합하여 일명 '천연 면역력증강제'를 만들
었다.

가족 모두가 먹기 쉽게 하기 위해 양파의 강한 향과 맛을 부
드럽게 잡아주면서 약성이 뛰어난 누렇게 잘 익은 늙은 호박
을 넣고, 또 항암효과와 함께 면역력 향상에 탁월한 식품인 마
늘과 양배추, 구기자, 당귀를 넣어서 달였다. 호박으로 인해
양파와 마늘의 강한 맛이 순화되어 먹기가 훨씬 부드럽고 편
안한 새로운 면역증강제가 탄생하게 되었다.

양파는 전라도 무안지역에서 나오는 자색양파15킬로그램를
사용했고, 호박은 늦가을에 딴 누렇게 익은 늙은 호박1통, 7~8

킬로그램을, 그리고 마늘은 국산마늘반접을 사용했다. 또 위장 건강에 좋은 양배추3통, 그리고 간과 신장을 보하고 간 기능을 향상시켜 시력을 좋게 하는 데 도움을 주는 명약인 구기자1근, 보혈의 왕이라 불리며 특히, 여성들의 건강에 좋은 당귀1근를 추가하여 건강원 중탕기에서 24시간 동안 달여 파우치팩으로 만들었다.

여기서 중요한 팁은, 양파와 마늘은 껍질을 까서 버리면 안 된다. 흐르는 물에 흙을 깨끗이 씻은 다음 껍질을 모두 다 넣어 주는 것이 더욱 좋다. 양파 껍질에는 퀘르세틴과 같은 다량의 항산화 물질이 속살보다 30배 이상 많이 함유되어 있으므로 몸에 좋은 유효 성분을 모두 다 섭취해야 한다.

물을 추가로 넣지 않아도 양파와 호박 등의 재료에서 나오는 천연 수분으로 인해 충분한 양의 추출액이 생성된다. 그런데 물을 적당량 추가하지 않으면 약성이 너무 강해 먹기가 불편하고 속이 쓰릴 수 있으니 물을 3~5리터 정도 추가하면 먹기에 훨씬 부드러운 장점이 있다. 아침, 저녁으로 하루 두 번에 걸쳐 한 팩씩 먹으면 5~6개월 정도 먹을 수 있는 정도의 양이 나온다.

마실 때 주의할 점은 위장이 약한 사람은 물을 넣어 희석하

여 마시면 맛이 더욱더 부드러워져 마시기가 편하다. 진공 포
장된 파우치 팩은 그늘진 곳에서 실온 보관이 가능하다.

(1) 천의 얼굴을 가진 채소의 왕, 양파

활용하기에 따라 채소가 되기도 하고, 약·향미료·살균제
가 되기도 하는 양파는 다양한 용도와 효능을 지닌 '채소의
왕' 이다. 양파의 중요한 유효 성분 중의 하나인 '퀘르세틴' 은
혈액 속의 지방을 분해하고 동맥경화를 예방하는 효능이 있
다. 또 다른 성분인 '유화프로필' 은 중성 지방과 콜레스테롤
수치를 낮추는 작용을 한다.

양파를 매일 먹으면 각종 암, 고혈압, 당뇨병, 고지혈증, 동
맥경화와 같은 성인병을 예방하고 치료하는 데 도움이 된다.
또한 간 기능 개선과 피부미용, 노화방지에도 매우 효과가 좋
은 것으로 밝혀졌다. 건강의 적인 고콜레스테롤과 공해로 인
해 오염된 독을 녹여 없애버리기 때문에 흔히 양파를 '현대인
을 살리는 구세주' 라고 부르기도 한다.

(2) 미국 FDA 선정 최고의 항암 식품, 마늘

'냄새만 빼면 100가지가 이로운 음식' 이라고 하여 일해백리
一害百利 식품이라고 불리는 마늘은 미국의 식약청 FDA에서도

사람이 먹는 음식 중에 항암 효과가 가장 뛰어난 식품이라고 발표한 바 있다.

최근에는 전립선염과 방광염에도 효과적인 것으로 밝혀졌다. 한의학에서 마늘은 습을 제거하고 뭉친 것을 풀어주며 더운 성질로써 차가운 것을 쫓아내고 비위를 건강하게 한다.

또한, 여러 가지 독성 물질을 해독하는 기능도 탁월하고, 천연항생제의 효능이 뛰어나며 콜레스테롤 수치를 낮춰주어 피를 맑게 한다. 자양강장 기능과 함께 면역체계를 강화시켜 주면서도 부작용이 거의 없는 소중한 건강식품이기에 '슈퍼푸드' 로 불린다.

마늘의 효능에 대한 기록을 살펴보면 《동의보감》에서는 "성질이 따뜻하고 맛이 매우며 독이 있다. 종기를 제거하고 풍과 습기를 없앤다. 냉과 풍증을 제거하고 비장을 튼튼하게 하며 위를 따뜻하게 한다. 토하고 설사하면서 근육이 뒤틀리는 것을 치료한다. 전염병을 예방하고 해충을 죽인다"라고 설명한다.

최근 대구한의대 연구팀은 버려지기 일쑤였던 마늘 껍질에서 암세포 억제 효과가 발견되었다고 밝혔다. 연구팀은 70퍼센트 에탄올을 이용해 마늘 껍질에서 추출한 물질의 항암 효과를 살펴봤는데, 그 결과 마늘 껍질 추출물이 폐암 · 위암 · 유방암 · 간암 · 대장암세포 등 다양한 암세포에 대한 억제 효과를 가진 것으로 확인되었다. 특히 유방암·간암세포에 대해선 마늘 껍질이 적은 양으로도 상당한 항암 효과를 나타냈다.

마늘 껍질에 대한 한국영양학회의 연구 결과에 의하면, 구체적으로 유방암 세포의 경우 억제율이 90퍼센트에 달해 제일 강력한 항암효과를 보였고, 이어서 간암이 87퍼센트로 높았다. 위암세포는 71퍼센트의 억제율을 보였다. 적은 양의 마늘 껍질로도 비싼 상황버섯만큼 암세포 억제에 효과적이라고 하니 놀랍다.

마늘 껍질은 암세포를 없애는 데도 좋지만, 내장 지방 제거에도 효과적이다. 마늘 껍질은 마늘 알맹이보다 식이섬유 함량이 4배가량 높고, 폴리페놀 함량은 알맹이의 7배, 활성산소를 없애는 항산화 효과도 알맹이보다 1.5배나 뛰어나다. 내장지방은 지방간 위험을 2배로 높이는데, 마늘 껍질을 말린 가루는 흔히 배불뚝이라 불리는 뱃살 내장지방을 없애는 데도 도움이 된다.

마늘을 먹을 때 마늘 껍질을 버리지 말고 말려서 가루를 내어 먹거나 채소 육수로 내어 활용하도록 하자. 양파 껍질에도 몸에 좋은 성분이 많으므로 깨끗이 씻어 활용하도록 한다.

(3) 필수 영양소의 보고, 늙은 호박

《동의보감》에 따르면, 호박은 맛이 달며 독이 없고 오장을 편하게 하고, 산후통을 낫게 하고 눈을 밝게 하는 효능이 있다. 호박에는 비타민A · C와 비타민B군, 칼륨, 리놀렌산, 용해성섬유질, 베타카로틴 등을 다량 함유하고 있어 이뇨작용, 고혈압, 동맥경화, 심근경색, 비만 치료, 시력 보호에 탁월한 효능이 있다. 신장은 머리카락보다 가는 동맥으로 이루어져 있는데 신장 동맥에 경화가 오면 이뇨 작용이 힘들고 신장병이 오게 된다.

특히, 호박씨는 전립선 세포가 빠르게 분열하는 것을 막아주어 전립선 비대증 치료에 좋고, 방광염, 요도염을 치료하여 소변을 시원하게 보게 한다.

늙은 호박에는 포텐시움이라는 칼륨 함량이 높고, 소디움이라는 나트륨 함량은 매우 낮은데, 칼륨은 나트륨을 배출하는 역할을 하므로 신장질환, 부종, 불면증 치료에 탁월한 효능이 있다. 그래서 과거에는 민간요법으로 출산 후 산모의 부기를 빼기 위해 늙은 호박을 달여 먹는 전통이 오랫동안 전해져 왔다. 호박이 천연해독제라는 사실을 알았던 것이다.

칼슘이 뭉쳐 혈관에 침착되면 동맥경화증을 유발하는데 호박의 유효 성분이 침착된 칼슘을 녹여주어 신장결석증도 예방하고 치료해 준다.

(4) 가난한 자들의 의사, 양배추

양배추를 서양에서는 가난한 자들의 의사라고 불렀다. 비타민U, K를 다량 함유하여 항궤양 효과가 탁월하며 각종 위장장애 개선과 역류성식도염 치료에 효과적인 대표적인 식품이기 때문이다. 또한, 복부비만의 원인이 되는 장내 유해세균을 제거하는 데 효과적이다. 《동의보감》에는 양배추가 위와 간을 튼튼하게 하고 노폐물을 제거하고 손상된 위 점막 회복에 도움을 주고 독소를 제거한다고 기록했다.

비타민A, C, E, 베타카로틴과 칼슘을 다량 함유하여 강력한 항산화력을 발휘하며, 동맥경화 치료에도 탁월한 효능이 있다. 소량의 단백질과 지방, 화이토케미컬, 인, 마그네슘, 유황도 함유하고 있다. 식물성섬유질이 많아 포만감이 빨리 오고 대장의 건강을 도와 쾌변을 도와주며, 포텐시움이뇨작용을 돕는 물질과 소디움을 다량 함유하여 나트륨 배출 효과가 탁월하다. 단, 생양배추에 소금 간을 하면 독성이 생기므로 살짝 익힌 후에 간을 하는 것이 좋다.

양배추에만 있는 특정 비타민인 비타민U는 손상된 위점막을 재생시켜 위궤양 치료, 각종 암 예방과 장수에 도움이 된다. 생으로 먹어도 좋고 데쳐 먹어도 좋다. 애주가들은 위장이 쉽게 나빠질 수 있는데 위장과 장을 건강하게 하는 데 유익하며, 항산화, 항염증, 항노화에 좋은 대표적인 식품이다.

(5) 장수식품의 대명사이자 불로장생의 명약, 구기자

구기자는 진시황이 찾던 불로초 중의 하나로 인삼, 하수오와 더불어 중국 황제가 먹던 3대 보약 중의 하나였다. 《신농본초경》에도 몸을 보하는 가장 좋은 3가지 식품으로 인삼, 하수오, 구기자라고 기록되어 있다. 장기간 섭취를 하면 99세까지 장수한다고 하여 '구구자九九子'라고도 한다.

우리나라의 구기자 주산지는 충청도 칠갑산 자락의 청양전국 생산량의 80퍼센트이다. 중국산은 농약 성분이 많이 검출되어 농약 성분이 없는 국산 유기농 제품을 선택하는 것이 중요하다. 구기자는 서양에서는 고지베리gojibery라 불리며 슈퍼푸드로 주목받고 있다. 약재로써 무려 4800년의 역사를 가지고 있어 모든 약초의 아버지라 불린다.

오래전부터 눈 건강, 정신 건강, 간 건강을 위해 사용되었고, 중국에서는 신장 건강을 위해 거의 모든 한약 처방의 주재료로 사용된다. 또한, 체력 보강을 위해 중국 군대에서도 쓰였고, 기분을 좋아지게 하는 데도 사용되어 서양에서는 2000년

넘게 '해피 베리'라고도 불렸다.

구기자에는 다른 식물에서 찾아보기 쉽지 않은 성분인 라이시움과 바바룸, 다당류 1~5와 19가지의 아미노산, 21가지 미네랄, 비타민C, 비타민E, 솔라베티본, 베타인 성분을 다량 함유한 것이 특징이다. 구기자 100g당 1,077㎎의 베타인 성분을 함유하고 있어 베타인의 보고라고 할 수 있다. 베타인은 수용성이라 물에 잘 녹아 차처럼 우려내어 먹으면 좋다.

경희대학교에서 실험한 결과에 따르면, 100여 가지 한약재 중 구기자가 치매예방 효과가 가장 큰 것으로 나타났다. 강력한 항산화 물질인 베타인과 리놀렌산 성분이 풍부하며, 특히 베타인 성분은 간세포에 지방이 끼는 것을 막아주어 지방간을 예방하고 간세포의 재생을 도와준다. 활성산소 흡수 능력이 일반적인 블루베리나 아사히베리보다 10배나 강력한 항산화 식품이어서 서양에서도 고지베리는 지구상에 존재하는 베리류 중에서 가장 강력한 베리라고 한다.

간 기능을 보하고 눈을 밝게 하는 효능이 있는 식품이자 약초인 구기자는 치매 예방, 손상된 뇌세포 활성화, 기억력 향상, 지방간 해독, 항산화 효과, 숙취 해소, 당뇨병 예방, 고혈압 조절, 혈액 순환 촉진, 피로 해소와 간 기능 개선의 명약이다.

한방에서는 폐를 윤택하게 하고, 간을 맑게 하며, 신장을 보호하는 한약재로 널리 쓰인다.

뱃살을 빼는 데도 구기자차가 좋다. 구기자 물이나 구기자 분말을 수시로 마시면 숙변이 제거된다. 구기자는 식이섬유 역할을 하는 활성 다당체가 풍부하다. 구기자는 모든 보약재에 들어가는 기본 약재로 몸을 가볍게 해주고, 피부조직의 콜라겐 합성을 도와 피부를 젊게 해준다. 또한, 피부 미용에 좋은 비타민C는 레몬보다 21배나 많이 함유하고 있어 동안 유지와 날씬한 몸매 유지를 위해 미국의 세계적인 팝가수 마돈나가 평소에 즐겨 먹었던 차도 구기자차였다고 한다.

알레르기 비염, 자연치유에 길이 있다

비염은 환경적 요인으로 온도의 변화나 미세먼지, 담배 연기나 매연, 꽃가루, 집먼지진드기, 애완동물의 분비물, 화장품, 스트레스 등이 비염을 유발하는 원인이 될 수 있다. 또한 몸의 면역력이 떨어지거나 폐의 기능이 저하된 것과도 관련이 깊다. 그래서 비염 치료에 들어가기에 앞서 먼저 환경을 개선하거나 알레르기 유발 물질을 피해야 한다. 폐 기능을 향상시키고 면역력을 높여 몸이 스스로 극복해 내도록 하는 것이 바람직하다.

한의학에서는 폐가 코를 주관한다고 보는데 폐에 열이 많거나 차가워 폐에 이상이 생기면 비염이 발생할 수 있다고 본다. 폐 기능이 나빠지면 면역력과 자율신경 기능이 저하되어 비염이 나타날 수가 있다. 그래서 코에 직접 항히스타민제나 분무형 스테로이드 제제를 처방하는 것보다 폐 기능을 강화하고 면역력을 증대시키는 근본적인 원인 치료를 하는 것이 바람직하다. 비염환자들은 실내 온도를 20~22도 정도로 하고 습도를 50~60퍼센트 정도로 유지시키며 비염에 좋은 음식 위주로 식단을 만들어야 한다.

비염에 해로운 식품으로는 유제품, 밀가루 음식햄버거, 라면, 빵, 튀김류, 인스턴트 음식, 커피, 콜라, 단 음식사탕, 과자, 떡볶이 등, 찬 음식, 술, 담배 등이다. 이 음식들은 비염을 악화시킬 수 있으니 피하는 것이 좋고, 또 평소에 체온을 떨어뜨리는 원인이 되는 찬 음료를 먹지 않도록 해야 한다.

비염에 좋은 음식으로는 배, 도라지, 더덕, 감자, 녹황색 채소, 비트, 마늘, 양파, 호박, 다시마, 달래, 냉이, 연근 등이고, 차 종류로는 대추, 녹차, 생강차, 유자차 등이 있다.

알레르기성 비염의 3대 증상인 재채기, 콧물, 코막힘은 항히스타민제나 분무형 스테로이드 제제를 처방하거나 수술 등의 방법으로 치료하지만 증상 완화일 뿐이고, 완치할 수 있는 근본적인 방법이 없다.

그러나 정말 비염을 치료할 방법이 없을까? 아니면 치료방법이 잘못된 것은 아닐까? 어릴 때부터 비염으로 고생한 두 아들을 곁에서 지켜보고 있으니 안타까운 마음이 컸다. 평소 약초에 관심이 많았던 터라 한의학적인 방법으로 근원적인 원인을 찾아내어 결국 완치할 방법을 찾아냈다.

일단 꾸준히 지속적으로 먹는 데 불편함이 없는 방법이 중요하다고 판단되었다. 그리고 장기적으로 복용할 때 부작용이 초래되는 약보다는 폐 기관지나 호흡기에 좋은 영향을 미치는 음식을 중심으로 선별하고 약초를 보조제로 하여 10여 가지 재료를 분말로 만든 다음, 이를 다시 환으로 제조하여 매일 꾸준히 먹기 시작했다.

물론, 면역력 증대를 위해 환과 함께 비타민c, D와 오메가3도 규칙적으로 꾸준히 복용했다. 비염환을 약 2~3개월 정도 먹고 나니 콧물이 멈췄고 6개월 정도 먹고 나니 언제 비염으로 고생한 적이 있었나 싶을 정도로 거의 증상이 사라졌다. 근본적인 폐 호흡기 계통의 체질 개선과 면역력이 향상되면서 비염 증상이 사라진 것이다.

비염환자를 위한 비염환 레시피

① 먼저 12가지의 분말을 준비한다.

- 마늘, 생강, 율무, 도라지, 더덕, 구기자, 모링가, 벌화분, 마카, 차전자피, 백수오, 강황 분말을 준비한다.

② 그다음 앞서 설명한 '천연 면역력증강제'를 준비한다.

- 양파, 마늘, 늙은 호박, 구기자, 양배추, 당귀 등 여섯 가지 재료를 넣고 달인 추출물을 준비한다. 집주변 가까운 건강원에 의뢰하면 된다.

③ 천연 면역력증강 주스로 분말을 반죽한 다음, 제환기를 통해 환을 제조한다.

④ 전기건조기에서 90분 이상 건조시킨다.

⑤ 1회 30~50알씩 하루에 2~3회 먹는다. 증상에 따라 먹는 양을 조절한다.

⑥ 매일 먹는 것을 기본으로 하고 6개월 이상 장기간 섭취해야 한다.

- 먹기 시작한 지 2~3개월 만에 호전반응이 나타나지만, 비염의 재발을 방지하려면 6개월~1년 이상 꾸준히 먹기를 권장한다. 비염뿐만 아니라 감기 예방, 면역력 향상, 피로 해소, 변비 개선 등 건강 증진에도 도움이 된다. 환을 먹는 것이 규칙적이고 지속적이어야 내 몸에 변화가 나타난다. 환자를 향한 정성이 내 몸을 낫게한다.

피부 관리를
주기적으로 한다

자외선 차단으로 피부를 보호한다

피부 노화를 막기 위해서 가장 먼저 신경 써야 할 일은 햇빛 차단이다. 내인성 노화는 나이가 들어감에 따라 생기는 노화로 유전적인 요인도 크기 때문에 돌이킬 방법이 현재엔 없다. 외인성 노화의 주범은 자외선, 공기오염, 흡연, 인공 선탠, 음주, 스트레스, 부적절한 음식 섭취 등이다. 이들은 굵은 주름과 거친 피부를 만든다. 다양한 원인 중에서도 햇빛 노출이 80퍼센트 정도를 차지한다고 볼 수 있다.

자외선 차단제를 바르지 않고 햇볕에 장기간 노출되면 피부 건강에 나쁜 영향을 미칠 수 있다. 특히, 봄철에 강하게 내리

쬐는 햇볕은 여름이나 가을보다 더 치명적이다. 겨울철 내내 실내생활을 한 결과 피부가 많이 약해졌기 때문이다.

강한 햇빛에 피부가 장시간 노출되면 피부의 구조 단백질인 콜라겐이 파괴되고, 홍반과 가려움증, 화끈거리는 증상이 나타난다. 증상이 심하면 물집이 생기고 통증이나 부종을 동반한다. 일광화상은 대개 햇빛 노출 후 12~24시간에 가장 심하게 발생한다. 햇빛 속에 숨어 있는 자외선은 피부 노화를 촉진하고, 피부의 색소 세포를 자극해 기미, 주근깨, 검버섯 같은 반점을 만든다. 피부 세포 속 유전자를 변형시켜 피부암을 일으키기도 한다.

자외선은 국제암연구소IARC가 분류한 1군 발암물질이다. 그래서 자외선 차단이 필요하다. 태양광선은 파장에 따라 자외선과 가시광선, 적외선으로 구분한다. 그중 200~400㎜의 자외선이 사람 피부에 나쁜 영향을 미친다. 태양에서 지구까지 도달하는 자외선의 90퍼센트 이상은 자외선 A로 얼굴 피부의 탄력을 떨어트리고 주름을 만들고 검게 태운다. 자외선은 구름과 유리창을 잘 통과하므로 흐린 날씨에도 꼼꼼하게 발라주는 것이 좋다.

자외선에 장기간 노출되면 얼굴 여드름과 아토피피부염, 지루피부염 증상이 심해진다. 하루 중 자외선이 가장 많은 시간대는 오전 10시부터 오후 2시까지다. 자외선이 강한 시간대에는 야외 활동을 자제하는 것이 좋다. 흰옷은 자외선을 반사해서 피부를 타게 하고, 검은 옷은 자외선을 흡수해 차단하지만 열까지 흡수해 덥다. 진한 녹색이나 파란색 계열의 옷이 좋다.

자외선을 막는 가장 효과적인 방법은 양산이나 모자를 써서 햇빛을 차단하거나 자외선 차단제를 꾸준히 바르는 것이다. 외출하기 30분 전부터 발라야 자외선을 차단하는 효과가 높다. 일광차단지수SPF가 15 정도인 제품이 적당하며, 실외활동에는 30 정도로 두껍게 발라줘야 효과를 오래 유지한다. 자외선차단제는 SPF뿐만 아니라 UV-A 차단지수를 PA 형태로 표시한다. PA는 범위에 따라 PA+, PA++, PA+++로 구분한다.

바쁜 일상생활로 자외선 차단제를 수시로 바르기 어렵다면 일광차단지수가 높은 제품을 사용해도 된다. 자외선 차단제는 땀이나 물에 잘 지워지기 때문에 2~3시간마다 한 번씩 덧발라주어야 한다. 자외선 차단제를 얼굴에 바른 뒤 붉은 반점이 생기면 즉시 사용을 중단해야 한다. 또 야외 활동 후 집으로 돌아와 꼼꼼하게 세안해야 피부에 노폐물이 남지 않는다.

자외선 차단제는 한번 개봉하면 공기 접촉, 실내외 온도 차이 등으로 변질되기 쉽다. 간혹 지난해에 사용했던 자외선 차단제를 올해 또 쓰는 경우가 있는데 좋지 않은 선택이다. 차단 효과도 떨어진다. 자외선 차단제는 유통기한이 6~12개월이기 때문에 가능한 한 빨리 사용해야 한다. 유통기한이 남았더라도 손에 덜었을 때 맑은 물이 생겼거나 색이 변했다면 자외선 차단 성분이 분리된 것이기 때문에 사용하지 않는 것이 좋다.

피부 노화를 막는 지름길

자외선이 강한 여름철에 피부 질환이 증가하는 또 하나의 이유는 몸에 남아있는 활성산소 때문이다. 강한 자외선으로 과량 발생한 활성산소는 몸 안에 남아 세포의 산화를 일으킨다. 산화된 세포가 피부 노화를 촉진하고 트러블을 유발한다. 평소에 활성산소를 제거하는 능력이 탁월한 비타민C를 충분히 먹거나 과일, 채소를 섭취하는 것이 피부 노화를 막는 지름길이다.

WHO에서 안전하고 이상적인 식품으로 인정받은 스피룰리나는 단백질, 아미노산, 비타민, 미네랄 등 다양한 영양소가 풍부한 미래의 단백질원이다. NASA미국 항공우주국은 우주 식량으로 스피룰리나를 채택했다. 스피룰리나는 면역력 증대, 균형 있는 영양 공급, 항산화 작용, 피부건강 등 다양한 체내 생리활성 기능이 있는 건강식품이다.

스피룰리나는 우리 몸에 필요한 5대 필수 영양소뿐만 아니라 아미노산 18종과 비타민A · B1 · B2 · B3 · B6, 비타민C · E · K, 판토텐산, 엽산, 콜린, 카로틴을 포함한 12종의 비타민류가 함유돼 있다. 칼슘, 철, 마그네슘, 인, 칼륨, 아연, 셀레늄 등 10여 종의 미네랄류와 감마리놀렌산과 같은 불포화지방산류 등 50여 종의 영양소도 들어 있다. 체내 흡수율은 무려 95%에 달한다.

스피룰리나를 섭취하면 면역력을 높이면서 항산화 부문에서 다양한 효과를 기대할 수 있다. 베타카로틴, 피코시아닌 등 항산화 성분이 풍부해 피부 노화를 예방하고 탄력을 높이는 데도 도움을 준다.

피부의 파수꾼

건강한 성인의 피부는 약산성pH 5~7을 띤다. 피부 산도는 피부 건강의 주요 지표 중 하나다. 피부의 가장 바깥에는 각종 세균과 오염물질을 방어하고 피부 수분을 약 30퍼센트대로 유지하는 데 필요한 각질층인 피부장벽이 있는데, 약산성을 띠지 않으면 이 피부장벽이 건강하게 유지되지 못한다.

아토피피부염이나 여드름 등이 있어 피부가 건강하지 못한 사람은 대부분 피부가 약산성이 아닌 약알칼리성이다. 피부의 산도를 낮추려면 견과류와 과일류 섭취가 많아야 한다. 견과류나 과일류가 피부 산도를 낮춰주는 이유는 무엇일까?

먼저, 과일류 식품에는 비타민C와 같은 항산화 성분이 많이 들어 있다. 항산화 성분인 비타민C는 피지샘의 활동을 줄여주고, 피지 분비를 억제한다. 피지가 과다 분비되면 모공을 막아 여드름이 잘 생긴다. 분비된 피지가 산화되면 염기성을 띠어, 피부 산도도 높아질 수 있다. 자외선은 피부 색소침착과 주름, 건조함, 모세혈관확장증 등을 유발해 피부를 손상시킬 뿐만 아니라 피부 산도 역시 높인다.

견과류와 과일류 섭취가 광노화로부터 피부를 보호하고 피부 산도 상승을 억제하는 데 도움이 된다. 잣, 호두, 아몬드 같은 견과류에는 오메가3 지방산불포화지방산이 많이 들어 있다. 오메가3 지방산이 우리 몸에 들어오면 자외선으로부터 피부가 손상될 위험을 낮춰준다.

실제로 영국 맨체스터대학 레슬리 E 로데스 박사 연구팀은 22~60세의 건강한 여성 79명을 대상으로 오메가3 지방산을 섭취시키는 실험을 했다. 참가자들은 매일 5그램의 오메가3 보충제를 먹었으며, 특수한 조명기구를 통해 8~15분간 햇빛을 쬐었다. 그 결과, 참가자들은 자외선에 대한 피부면역력이 50 퍼센트 정도 향상되는 것으로 나타났다.

우아하게 늙기 위한 5가지 실천 사항

1. 자외선을 차단하라

- 자외선은 피부 노화의 주범이자 1급 발암물질이다. 모자, 양산, 선크림 등으로 피부를 보호하라. 피부를 손상시키면서 비타민D를 얻으려 하지 마라. 햇빛보다는 식품이나 약으로 비타민D를 보충하는 것이 더 낫다.

2. 금연하라

- 담배는 혈관을 수축시키고 피부를 건조하게 만들며, 활성산소의 공격을 유발시켜 피부 노화는 물론이고 만병의 근원이 된다.

3. 피부에 좋은 영양소를 섭취하라

- 권장 식품 : 비타민C, 비타민A, 오메가3, 녹차, 청국장, 과일 채소 등
- 자제 식품 : 정제된 당, 케이크, 청량음료, 아이스크림, 과자, 술, 산성 식품 등

4. 피부 보습과 충분한 수분을 섭취한다

- 보습력이 높은 화장품을 사용하여 피부 건조로 인해 생기는 주름을 예방한다. 매일 1리터 이상의 물을 마시면 피부가 탱탱해진다.

5. 운동한다

- 탄력적인 근육과 윤택한 피부는 젊음의 상징이다. 근육을 회춘시키는 최선의 방법은 운동이다.

행복한 미래를 위해
경제적 플랜을 구축한다

재무적 건강을 잃으면, 육체와 정신건강도 잃는다

재무적 건강을 지키기 위해서는 맞벌이를 하여 수입을 늘리거나 근검절약하여 지출을 통제하는 생활습관이 중요하다. 국민소득 수준이 향상되면서 인터넷과 각종 미디어가 발달하면서 어린 학생들이 경쟁이라도 하듯이 고가 브랜드의 사치품을 너무 이른 나이에 접하는 것은 재무적 건강 측면에서 보면 아쉬움이 많다.

어렸을 때부터 근검절약하고 소비지출을 통제하는 습관을 들이는 것이 장차 재무적 건강을 지키는 측면에서 중요하다. 소중한 자녀의 미래를 위해 어렸을 때부터 알뜰하게 저축하고 지출을 통제하는 습관을 체득하도록 가르치는 것이 부모로서 해야 할 도리이자 의무이기도 하다.

또한, 보장성 보험 가입을 통해 미래에 갑자기 발생할 수 있는 가족의 재무적 리스크사고나 중대질병 치료비용를 헤지Hedge하여 최소한의 경제적 안전장치를 마련하는 것이 필요하다.

브레이크 없는 자동차를 타고 마음껏 달릴 수 없듯이 아무도 알 수 없는 만일의 사고나 질병에 대비하여 보장성 보험에 가입해 두는 것은 자동차의 브레이크와 같은 안전장치를 마련하는 것과 같다. 특히, 가정 경제를 책임지는 가장에게는 사랑하는 가족들의 꿈과 희망을 지켜주기 위해 보험가입의 필요성은 더욱 절실하다.

불의의 사고로 사망하거나 장애를 입어 소득이 없어질 경우 보험금을 지급하여 남아 있는 가족을 경제적 불행으로부터 구하고, 행복한 가정을 유지시켜 주는 숭고한 기능과 역할을 하는 것이 생명보험의 본질이다.

미국의 저명한 비평가이자 저술가인 마크 트웨인은 은행과 보험의 차이를 "은행은 날씨가 맑을 때는 우산을 빌려주고, 비가 오면 우산을 회수한다. 보험은 날씨가 맑을 땐 우산을 회사에 보관하고 있다가 비가 오면 돌려준다"라고 역설하며 불의의 사고나 질병에 대비해 보장성 보험에 미리 가입해 두는 것이 중요하다고 강조했다.

평생 현역으로 살기

최근 경제의 3대 메가트랜드를 '초저금리 시대, 초고세금 시대, 초고령화 시대'라는 키워드로 이야기하는 전문가들이 많다. 현재 우리나라 기준금리는 1.25퍼센트로 유사 이래 초저금리 상태로 진입했고, EU유럽연합과 일본은 마이너스금리 수준이다. 우리나라와 교역량 1위 국가인 중국도 금리를 낮추고 있어서 경기침체가 장기화되면 앞으로 기준금리가 추가로 인하될 가능성도 없지 않다.

금리는 곧 돈의 가치인데 기준금리 1.25퍼센트를 돈으로 환산해 보면, 예를 들어 현금 10억 원을 은행에 예금하면 1년 후 받을 수 있는 이자가 1,250만 원, 여기서 이자소득세 15.4퍼센트인 1,925,000원을 공제하고 나면 실제 수령액은 1,057만 원으로 월평균 88만 원을 받을 수 있다. 10억 원이라는 돈이 엄청 큰돈처럼 보이지만 그 가치인 1.25퍼센트라는 이자율을 적용해보면 많은 액수를 만들어 주지는 못해 이자를 받아 생활하기엔 턱없이 부족한 자금이다.

그런데 월 300만 원 정도를 이자소득으로 벌고자 한다면 현재 기준금리1.25퍼센트로 단순 계산하면 약 30억 원을 예금해야 된다는 계산이 나온다. 그런데 앞으로 금리는 점점 내려가는 추세여서 장기적으로 1.25퍼센트마저도 지속하기가 어려울 것으로 보인다.

그렇다면, 초저금리 시대를 지혜롭게 살아가기 위한 최고의 대안은 무엇일까?

평생 현역으로 살아가는 것이 최고의 바람직한 대안 중의 하나다. 일하면 건강한 삶을 살 수 있고 돈이 생기고 보람도 얻고 행복감도 느낄 수 있으니 결국 평생 현역으로 살아갈 수 있는 노하우를 가진 사람이 노후준비를 가장 잘한 사람이다.

65세 이상 노인들에게 가장 큰 지출을 차지하는 것이 바로 의료비다. 노후에 건강을 잃으면 병원비나 약값으로 지출되는 비용이 급증하여 수입이 없거나 줄어든 상황에서 과다한 의료비 지출로 인해 파산할 가능성이 커진다. 특히, 은퇴 이후에 소득절벽을 맞이한 상황에서 병치레까지 겹치면 유병장수라는 악몽이 시작된다. 노년의 행복은 바로 건강이, 노년의 불행은 질병이 결정한다.

젊은 시절에 벌어둔 것은 자녀들의 사교육비로 지출되고,

평균수명의 증가로 길어진 노후생활 때문에 그나마 부족한 노후자금마저 바닥이 나면 빚을 지게 된다. 그런 상황에서 암, 고혈압, 당뇨, 치매와 같은 중증 질환을 앓게 되어 근로 능력을 상실한 노인은 노후파산을 맞이할 수밖에 없다. 이런 상황이 오면 평균 수명 100세 시대가 축복이 아니라 오히려 재앙이 된다.

평균수명이 100세를 넘는 시대에는 수명의 양이 아닌 질을 위해 노력해야 한다. 인생의 마지막을 앓다가 떠나는 불상사는 없어야 한다. 그러기 위해서는 젊은 시절부터 월급의 3~5퍼센트를 꾸준히 자신의 건강을 위해 투자하는 것이 바람직하다. 건강을 관리하는 습관이 젊어서부터 있어야 늙어서 병원비와 약값으로 지출되는 비용을 줄일 수 있다.

우선, 내 건강부터 지켜야 사회와 가정을 위해 부가가치를 창출하는 일을 계속하여 지속적인 수입을 낼 수 있다. 재무적 건강이 무너지면 스트레스로 인해 정신 건강을 해치게 되고 이어서 육체적 건강도 무너지게 된다. 육체적 건강과 정신적 건강, 재무적 건강을 낱낱이 보면 별개인 것 같아 보여도 사실은 하나로 연결되어 있다.

따라서 치우침이 없이 균형 잡힌 건강생활을 유지해 나가는 것이 중요하다. 평균수명 100세를 바라보는 지금 이 시대, 최고의 재테크는 바로 건강이다.

스티브 잡스가 마지막으로 남긴 말

나는 사업에서 성공의 최정점에 도달했었다. 다른 사람들 눈에는 내 삶이 성공의 전형으로 보일 것이다. 그러나 나는 일을 떠나서는 기쁨이라고는 거의 느끼지 못했다. 결과적으로, '부'라는 것은 내게는 그저 익숙한 삶의 일부일 뿐이다.

지금, 이 순간에 병석에 누워 나의 지난 삶을 회상해보면, 내가 그토록 자랑스럽게 여겼던 주위의 갈채와 막대한 부는 임박한 죽음 앞에서 그 빛을 잃었고 그 의미도 다 상실했다. 어두운 방 안에서 생명보조장치에서 나오는 푸른빛을 물끄러미 바라보며 낮게 윙윙거리는 그 기계 소리를 듣고 있노라면, 저승사자의 발자국이 점점 가까이 다가오는 것을 느낀다. 이제야 깨달은 것은 평생 굶지 않을 정도의 부만 축적되면 이제는 돈 버는 일과 상관없는 다른 일에 관심을 가져야 한다는 사실이다.

그건 돈 버는 일보다는 더 중요한 뭔가가 되어야 한다. 그건 인간관계가 될 수도 있고, 예술일 수도 있으며, 어린 시절부터 가졌던 꿈일 수도 있다. 쉬지 않고 돈 비는 일에만 몰두하다 보면 결과적으로 비뚤어진 인생이 될 수밖에 없다. 바로 나같이 말이다.

부에 의해 이루어진 환상과는 달리, 하나님은 우리가 사랑을 느낄 수 있도록 감성이란 것을 모두의 마음속에 넣어 주셨다. 평생 내가 벌어들인 재산은 가져갈 도리가 없다.

내가 가져갈 수 있는 것이 있다면 오직 사랑으로 점철된 추억들뿐이다. 그것이 진정한 부이며, 그것은 우리를 따라오고, 동행하며, 우리가 나아갈 힘과 빛을 가져다줄 것이다. 사랑은 수천 마일 떨어져 있더라도 전할 수 있다. 삶에는 한계가 없다. 가고 싶은 곳이 있으면 가라. 오르고 싶은 높은 곳이 있으면 올라가 보라. 모든 것은 우리가 마음먹기에 달렸고, 우리의 결단 속에 있다.

어떤 것이 세상에서 가장 비싼 침대일까? 그건 '병석' 이다. 우리는 운전사를 고용하여 우리 차를 운전하게 할 수도 있고, 직원을 고용하여 우릴 위해 돈을 벌게 할 수도 있지만, 고용을 하더라도 다른 사람에게 병을 대신 앓게 시킬 수는 없다. 물질은 잃어버리더라도 되찾을 수 있지만, 절대 되찾을 수 없는 게 하나 있으니 바로 '삶' 이다. 누구라도 수술실에 들어갈 즈음이면 진작 읽지 못해 후회하는 책 한 권이 있는데, 이름하여 '건강한 삶을 위한 지침서' 이다.

현재 당신이 인생의 어느 시점에 이르렀든지 상관없이 때가 되면 누구나 인생이란 무대의 막이 내리는 날을 맞이하게 되어 있다. 가족을 위한 사랑과 부부간의 사랑 그리고 이웃을 향한 사랑을 귀히 여겨라. 자신을 잘 돌보기 바란다. 이웃을 사랑하라!

건강이란 인간이 받을 수 있는 가장 큰 축복이다.

이 축복은 결코 돈으로 살 수 없다.

세상에서 제일 비싼 침대는 병상이다.

아무리 돈을 많이 준다고 해도 날 대신해서

아파해줄 사람도, 죽어줄 사람도 없다.

음식 이야기를 아무리 많이 해도 배는 부르지 않고

밥을 지어 먹어야 배가 부르듯이,

건강은 '안다' 가 아니라 '한다' 가 지킨다는 사실을

명심하고 적극적으로 공부하고 실천해야 한다.

건강은 자신의 몸을 소중히 여기고

잘 관리한 사람에 대한 선물이고,

질병은 자신의 몸을 제대로 돌보지 않고

함부로 한 것에 대한 몸으로부터의 보복이다.

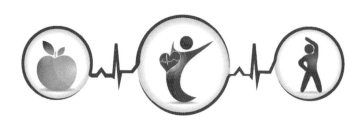

육체는 영혼의 집이다.

허약한 육체는 마음도 허약하게 한다.

건강은 아는 만큼 지킬 수 있고, 노력한 만큼 얻을 수 있다.

몸이 하는 이야기에 귀를 기울여야 한다.

건강과 질병, 행복과 불행이

상반된 것처럼 보여도 사실은 한 끗 차이에 불과하다.

평소에 노력하지 않고 가만히 있으면

질병과 불행이 먼저 찾아온다.

하지만, 건강과 행복은 부단히 노력한 결과

비로소 어렵게 만날 수 있다.

고통이든 기쁨이든

지금 나에게 일어나는 모든 것은

과거에 뿌린 씨앗이 열매를 맺은 것이다.

지금, 이 순간 나의 행동, 말, 생각은

곧 나의 미래가 될 것이다.

어떤 것에 대해 소중함을 느끼는 것은 대개 희소한 가치가 있을 때일수록 더 크게 느낀다. 공기와 물이 생명체가 살아가는 데 없어서는 안 될 중요한 요소이지만, 평소에는 그 소중함을 잘 모르고 지내다가 미세먼지가 극심해질 때면 맑은 공기의 소중함을 더욱 절실하게 느낀다.

부모님이 건강하셨거나 자신의 몸이 건강하여 아파본 경험이 없었다면 건강의 중요성을 절감하지 못했을 것이다. 하지만, '신이 인간에게 행복을 줄 때는 불행이라는 보자기에 싸서 준다' 라는 말이 있다.

필자는 어려서부터 부모님께서 병환으로 일생을 고생하신 모습을 보고 성장했기에 다른 사람들보다 건강의 중요성을 더욱 절감하며 자랐다. 결혼한 뒤에는 아내도 고혈압에 잔병치레가 많아 건강한 몸이 아니었다. 필자 역시 어린 시절부터 허약한 체질이었기에 평소에 건강에 대한 관심이 남달랐고, 건강에 대한 지식과 정보를 얻는 데 민감했다.

그래서 틈틈이 건강 서적을 탐독하거나 지압, 침술, 뜸에 관해 관심을 두고 배우는 것을 게을리 하지 않았으며, 건강에 관해 공부하는 것을 취미처럼 여기며 살아왔다. 그동안 이런 행동을 보고 주위 사람들로부터 '왜 그렇게 건강에 대해 관심이 많으냐?'라는 물음을 심심치 않게 접하기도 했다.

그 질문에 굳이 답을 한다면 한마디로 '궁즉통'이라고 할까? '궁하면 통한다'는 말처럼 나와 가족이 건강한 체질이 아니었기 때문에 그 부족함을 채우기 위해 더욱 공부하고 노력했다. 그래서 한의학 서적을 탐독하고 약초를 연구하고 수지침을 배우고 각종 건강 서적이나 건강 관련 방송, 의사들의 강연을 적극적으로 경청하며 부족함을 채우려 노력해왔다.

건강에 대한 그동안의 노력 덕분에 나와 가족의 건강 증진에 큰 보탬이 된 것이 사실이다. 의사의 도움 없이 아내의 체력과 건강이 회복되었고, 200~240mmHg를 넘나들던 아내의 고혈압이 정상화되었으며, 두 아들의 극심한 알레르기 비염

증세를 극복할 수 있었다.

이 책에는 그동안 실제 적용하여 체험한 사례들을 중심으로 대부분을 기록했다. 평소에 공부해온 건강 정보와 지식을 정리하여 더 많은 사람과 공유함으로써 건강한 사회를 만드는 데 조금이나마 보탬이 되고 싶었다. 질병으로부터 고통 받는 사람들에게 실낱같은 희망이 되기를 바라는 마음이다.

육체는 영혼의 집이다. 허약한 육체는 마음도 허약하게 한다. 건강은 아는 만큼 지킬 수 있고, 노력한 만큼 얻을 수 있다. 몸이 하는 이야기에 귀를 기울여야 한다. 건강과 질병, 행복과 불행이 상반된 것처럼 보여도 사실은 한 끗 차이에 불과하다.

평소에 노력하지 않고 가만히 있으면 질병과 불행이 먼저 찾아온다. 하지만, 건강과 행복은 부단히 노력한 결과 비로소 어렵게 만날 수 있다. 고통이든 기쁨이든 지금 나에게 일어나는 모든 것은 과거에 뿌린 씨앗이 열매를 맺은 것이다.

지금, 이 순간 나의 행동, 말, 생각은 곧 나의 미래가 될 것이다.

인생을 살면서 '삶의 진정한 가치가 무엇인가' 에 대해 가끔 자문해 보곤 한다.

사회적 지위와 명예가 높은 것, 남들보다 많은 재산을 가진 것, 건강하고 행복하게 사는 것 등, 사람들은 저마다 가치관이 달라 딱히 뭐라고 단정하기는 어렵지만 젊은 시절에는 돈과 명예를 더 중요하게 여긴다. 그러다 나이가 들면서 점점 더 건강의 소중함과 그 가치를 더 크게 느끼게 되는 것 같다. 아무리 높은 지위와 명예와 부를 가졌어도 어느 순간 물거품이나 이슬처럼 사라져 버리고 결국 몸 하나 남는다. 그때 건강한 몸인지 병든 몸인지에 따라 삶은 천국과 지옥으로 바뀐다.

모든 사업의 성공 여부는 돈을 많이 벌었는지 아닌지로 판단할 수 있겠지만, 긴 인생에서 삶의 성공 여부는 노년에 자신의 건강을 잘 지켰느냐 그렇지 못하냐의 차이로 귀결될 것이다. 젊어서 건강관리를 소홀히 하면 노년에 약국이나 병원에 줄 서는 것이 다반사가 될 수도 있다. 젊어서 건강을 소홀히 하면 그동안 벌었던 돈은 노년에 병원이나 약국, 요양보호사의 돈이 될 수도 있음을 염두에 두고 젊어서부터 평소에 건강관리를 충실히 하며 살아가는 것이 지혜로운 삶일 것이다.

젊음이 주어진 것이라면 늙음은 이루어내는 것이다. "돈을 잃는 것은 조금 잃는 것이요, 친구를 잃는 것은 많이 잃는 것이고, 건강을 잃는 것은 모든 것을 잃는 것"이라는 옛 성현들의 말씀을 되새겨볼 필요가 있다.

세상에서 가장 소중한 것이 무엇인가? 자신의 몸을 얼마나 사랑하는가? 몸이 나에게 하는 소리에 귀 기울이는가? 몸을 지키기 위해서는 먼저 자신의 몸에 관심을 가지고 몸이 보내는 신호를 세심하게 관찰해야 한다.

아는 만큼 들리고 아는 만큼 보이는 것이 세상 이치다. 궁극에 와서는 여러 가지 해봤던 공부 중에 진정으로 소중한 공부는 몸 공부와 마음 공부였다는 생각이 든다. 독자들의 건강한 삶을 기원하며!

건강전도사 정석식

참고 도서

《비타민, 내 몸을 살린다》 정윤상 지음 / 모아북스

《비타민C 박사의 생명 이야기》 이왕재 지음 / 도서출판 누가

《비타민C 면역의 비밀》 하병근 지음 / 페가수스

《녹차가 내 몸을 살린다》 김영경 지음 / 한언

《조선의 차 문화》 정민 지음 / 김영사

《걷기 예찬》 다비드 르 브르통 지음 / 현대문학

《뇌미인》 나덕력 지음 / 위즈덤스타일

《의사들이 말해주지 않는 건강 이야기》 홍혜걸 지음 / 비온뒤

《한국인 100세 건강의 비밀》 KBS 생로병사의 비밀 제작팀 / 비타북스

《제2의 뇌》 마이클 D 거숀 지음 / 지식을 만드는 지식

《몸이 되살아나는 장 습관》 김남규 지음 / 매일경제신문사

《내 몸을 살리는 면역의 힘》 아보 도오루 지음/ 부광

《내 몸 젊게 만들기》 마이클 로이젠 지음 / 김영사

《사람이 병에 걸리는 단 2가지》 아보 도오루 지음 / 중앙생활사

《플랜트 패러독스》 스티븐 R. 건드리 지음 / 쌤앤파커스

《행복한 독종》 이시형 지음 / 리더스북

《사람의 몸에는 100명의 의사가 산다》 서재걸 지음 / 문학사상

《영양소란 무엇인가》 토니 김 지음 / 도서출판 삶의 길

《의사가 알려주는 당영양소 이야기》 리에번 고엔 M. D. 지음 / 드림문화사

《맥두걸 박사의 자연식물식》 존 맥두걸 지음 / 사이몬북스

《오비소겐 독소의 역습》 가쿠 레이커 지음 / 삼호미디어

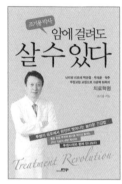

암에 걸려도 살 수 있다

'난치성 질환에 치료혁명의 기적' 통합치료의 선두 주자인 조기용 박사는 지금껏 2만 여명의 암환자들을 통해 암의 완치라는 기적 아닌 기적을 경험한 바 있으며, 통합요법을 통해 몸 구조와 생활습관을 동시에 바로잡는 장기적인 자연면역재생 요법으로 의학계에 새바람을 몰고 있다.

조기용 지음 | 255쪽 | 값 15,000원

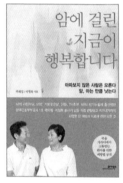

암에 걸린 지금이 행복합니다

대한민국 국민들의 3명중 1명이 걸린다는 현대인의 무서운 질병 '암' 이야기를 통해많은 암 환자들에게 '살 수 있다' 는 희망의 메시지를 전하고 진단과정부터 치료 과정까지 '하지 말아야 할 것' 과 '반드시 해야 할 것' 을 전달함으로써암 치료를 위한 똑똑하고 현명한 대처 방안을 제시한다.

곽희정 · 이형복 지음 | 246쪽 | 값 15,000원

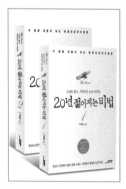

20년 젊어지는 비법 1, 2

한국인들의 사망률 1, 2위를 차지하는 암과 심장질환은 물론 비만, 제2형 당뇨, 대사증후군, 과민성대장증상 등 각종 질병에 대한 치교정보를 제공, 스스로가 자신의 질병을 치유하고 노화를 저지하여 무병장수하도록 평생건강관리법의 활용방법을 제시하고 있다.

우병호 지음 | 1권 : 380쪽, 2권 : 392쪽
값 각권 15,000원

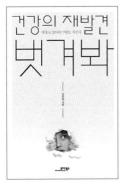

건강의 재발견 벗겨봐

지금까지 믿고 있던 건강 지식이 모두 거짓이라면 당신은 어떻게 하겠는가? 이 책은 건강을 위협하는 대중적인 의학적 맹신의 실체와 함께 잘못된 건강 정보에 대해 사실을 밝히고 있다.

김용범 지음 | 272쪽 | 값 13,500원

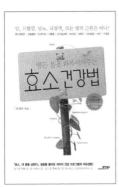

효소 건강법

당신의 병이 낫지 않는 진짜 이유는 무엇일까?병원, 의사에게 벗어나 내 몸을 살리는 효소 건강법에 주목하라! 효소는 우리 몸의 건강을 위해 반드시 필요한 생명 물질이다. 이 책은 효소를 낭비하는 현대인의 생활습관과 식습관을 짚어보고 이를 교정함으로써 하늘이 내린 수명, 즉 천수를 건강하게 누리는 새로운 방법을 제시하고 있다.

임성은 지음 | 264쪽 | 값 12,000원

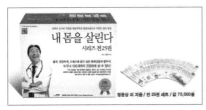

내 몸을 살린다
세트로 건강한 몸을 만드세요

**정윤상 외 24인 지음
전 25권 세트 | 값 75,000원**

① **누구나 쉽게 접할 수 있게 내용을 담았습니다.**
   일상속의 작은 습관들과 평상시의 노력만으로도 건강한 상태를 유지할 수 있도록
   새로운 건강 지표를 제시합니다.
② **한권씩 읽을 때마다 건강 주치의가 됩니다.**
   오랜 시간 검증된 다양한 치료법, 과학적·의학적 수치를 통해 현대인이라면
   누구나 쉽게 적용할 수 있도록 구성되어 건강관리에 도움을 줍니다.
③ **요즘 외국의 건강도서들이 주류를 이루고 있습니다.**
   가정의학부터 영양학, 대체의학까지 다양한 분야의 국내 전문가들이 집필하여,
   우리의 인체 환경에 맞는 건강법을 제시합니다.

당신이 생각한 마음까지도 담아 내겠습니다!!

책은 특별한 사람만이 쓰고 만들어 내는 것이 아닙니다.
원하는 책은 기획에서 원고 작성, 편집은 물론,
표지 디자인까지 전문가의 손길을 거쳐
완벽하게 만들어 드립니다.
마음 가득 책 한 권 만드는 일이 꿈이었다면
그 꿈에 과감히 도전하십시오!

업무에 필요한 성공적인 비즈니스 뿐만 아니라 성공적인 사업을 하기 위한
자기계발, 동기부여, 자서전적인 책까지도 함께 기획하여 만들어 드립니다.

함께 길을 만들어 성공적인 삶을 한 걸음 앞당기십시오!

도서출판 모아북스에서는 책 만드는 일에 대한 고민을 해결해 드립니다!

모아북스에서 책을 만들면 아주 좋은 점이란?

1. 전국 서점과 인터넷 서점을 동시에 직거래하기 때문에 책이 출간되자마자 온라인, 오프라인 상에 책이 동시에 배포되며 수십 년 노하우를 지닌 전문적인 영업마케팅 담당자에 의해 판매부수가 늘고 책이 판매되는 만큼의 저자에게 인세를 지급해 드립니다.

2. 책을 만드는 전문 출판사로 한 권의 책을 만들어도 부끄럽지 않게 최선을 다하며 전국 서점에 베스트셀러, 스테디셀러로 꾸준히 자리하는 책이 많은 출판사로 널리 알려져 있으며, 분야별 전문적인 시스템을 갖추고 있기 때문에 원하는 시간에 원하는 책을 한 치의 오차 없이 만들어 드립니다.

기업홍보용 도서, 개인회고록, 자서전, 정치에세이, 경제 · 경영 · 인문 · 건강도서

모아북스 MOABOOKS 문의 0505-627-9784